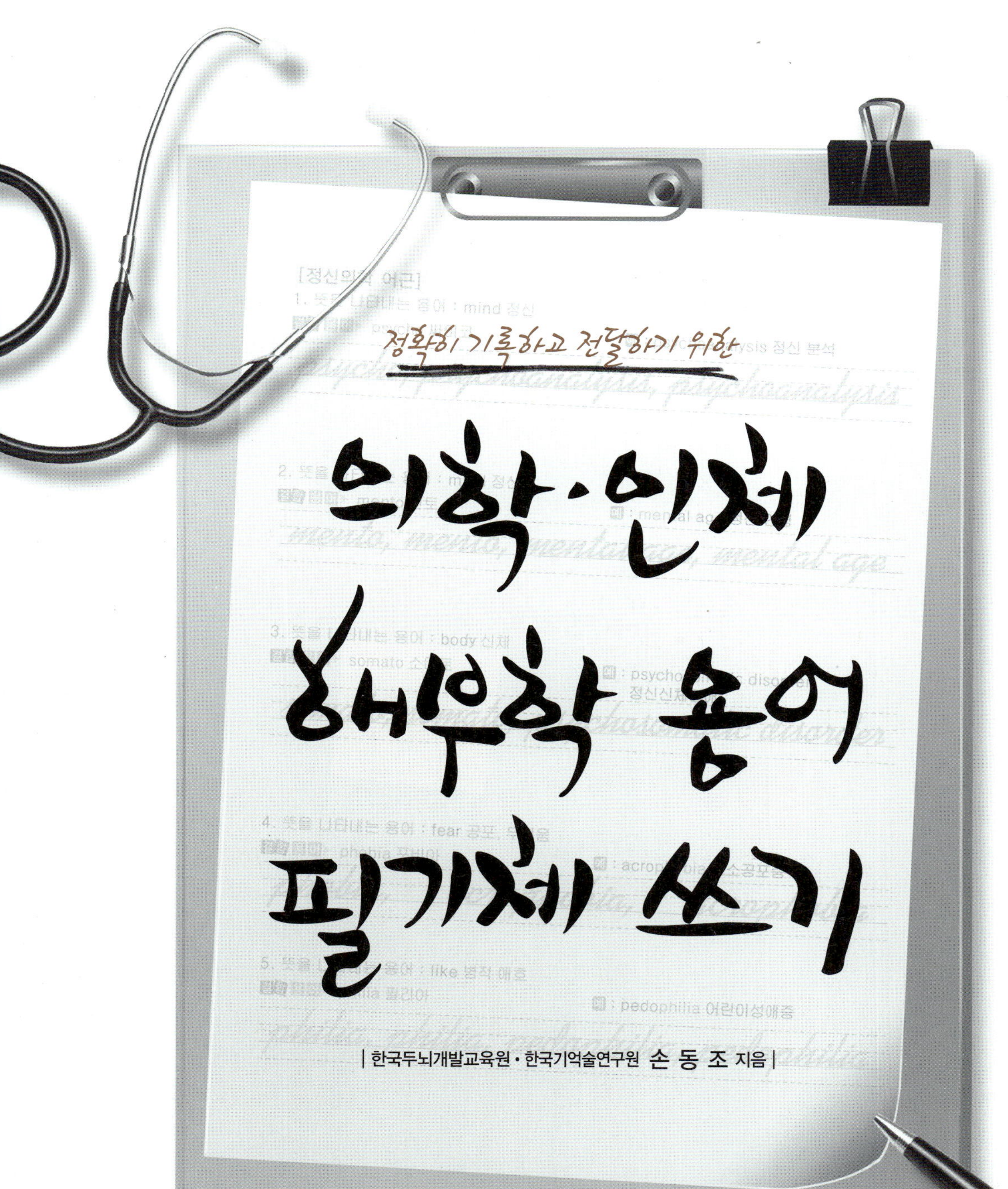

BM 성안당

정확히 기록하고 전달하기 위한

의학·인체 해부학 용어 필기체 쓰기

2015. 5. 15. 초 판 1쇄 인쇄
2015. 5. 29. 초 판 1쇄 발행

지은이 │ 손동조
펴낸이 │ 이종춘
펴낸곳 │ **BM 성안당**
주소 │ 121-838 서울시 마포구 양화로 127 첨단빌딩 5층(출판기획 R&D 센터)
　　　│ 413-120 경기도 파주시 문발로 112(제작 및 물류)
전화 │ 02) 3142-0036
　　　│ 031) 950-6300
팩스 │ 031) 955-0510
등록 │ 1973.2.1 제13-12호
출판사 홈페이지 │ **www.cyber.co.kr**
ISBN │ 978-89-315-7847-8 (13740)
정가 │ **12,000원**

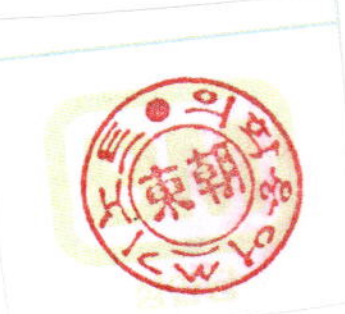

이 책을 만든 사람들
책임 │ 최옥현
진행 │ 정지현
본문 디자인 │ 김인환
표지 디자인 │ 박현정
홍보 │ 전지혜
국제부 │ 이선민, 조혜란, 신미성, 김필호
마케팅 │ 구본철, 차정욱, 나진호, 이동후, 강호묵
제작 │ 김유석

　이 책은 의료계 종사자들의 의학 전문 용어 필기체 쓰기 학습법과 방대한 분량의 의학 전문 용어를 가능한 쉽고 빠르게 공부할 수 있도록 요약정리한 교재입니다.

　병원에서 진료차트와 처방전을 직접 쓸 때에는 대부분 필기체로 쓰는데 잘못된 필기체로 쓰여 있어 알아보기 힘든 경우가 종종 있습니다. 전자화되기 전에는 의사가 글씨를 너무 흘려 써서 간호사와 약사가 잘 알아보지 못해 심한 경우에는 약을 잘못 조제하거나 치료를 잘못하여 환자의 생명까지 위협하는 경우가 발생하기도 했습니다. 이러한 상황을 방지하고, 환자의 상태를 정확히 기록 및 전달하기 위해서 차트를 빨리 쓰면서도 정확하게 쓰는 연습이 필요합니다.

　의학·인체해부학용어와 같은 전문 용어를 영어필기체로 빠르게 쓰려면 반복적인 쓰기 연습이 매우 중요합니다.
　우선, 기본적으로 영어 필기체를 잘 쓰기 위해 기본선 긋기부터 연습합니다. 그 다음으로 알파벳 A~Z까지 필기체로 이어 쓰기의 과정을 거친 다음 의학·인체해부학 용어 쓰기 단계로 넘어가는 과정이 바람직합니다.

　이 책을 통해 꾸준히 연습하면, 의대생이나 간호대생들이 전공 관련 용어를 쓰고 외우는 데 도움이 될 뿐 아니라, 위에서 언급한 실수를 줄이는 데에도 일조할 것입니다. 또한 반복해서 쓰기 연습을 하다보면 필력이 좋아지는 것은 물론이고, 다소 어렵고 생소하게 느낄 수 있는 용어들을 자연스럽게 기억할 수도 있게 됩니다. 그리고 용어 일부를 유음으로 연상 기억할 수 있도록 팁으로 구성하였습니다.
　의학용어와 인체해부학용어가 익숙해져야만 하는 관련 전공생들 뿐 아니라 일반인들도 필기체를 연습하면서 의학 관련 기본 상식을 쌓을 수 있는 좋은 기회가 되었으면 합니다.

한국기억술연구원 손 동 조 원장

차례

Part 3 ▶ 뼈대계통의 용어 필기체 쓰기

Part 4 ▶ 근육계통의 용어 필기체 쓰기

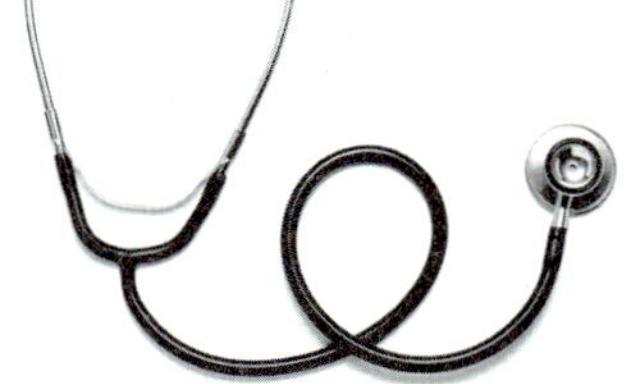

Part 1

영어 필기체 쓰기

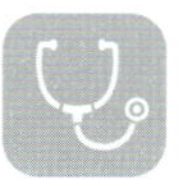 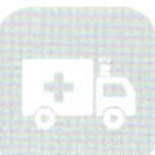 
 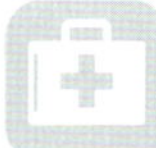 

- 영어 필기체를 쓰기 위한 기본선 긋기 [1] ~ [6]
- 알파벳 필기체 대문자 바르게 쓰기 [1] ~ [6]
- 알파벳 필기체 소문자 바르게 쓰기 [1] ~ [6]
- 알파벳 필기체 대문자 예쁘게 이어 쓰기 [1] ~ [3]
- 알파벳 필기체 소문자 예쁘게 이어 쓰기 [1] ~ [3]

✱✱ 기본선을 따라 바르게 긋기 연습을 하세요.

1. [*b f h k l*] 쓰기 위한 선 긋기

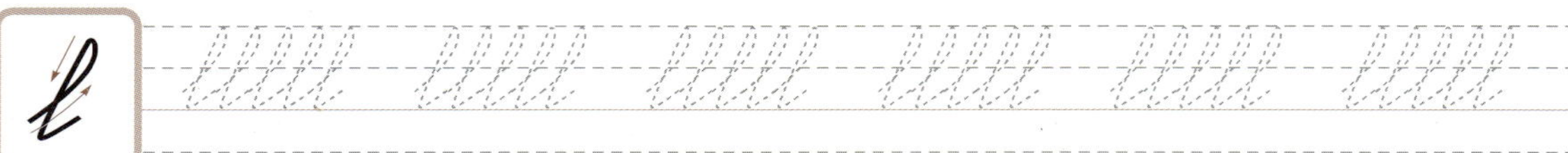

2. [*g y z*] 쓰기 위한 선 긋기

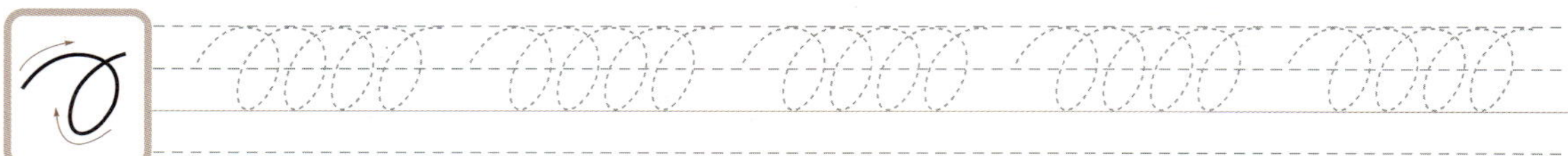

3. [*m n*] 쓰기 위한 선 긋기

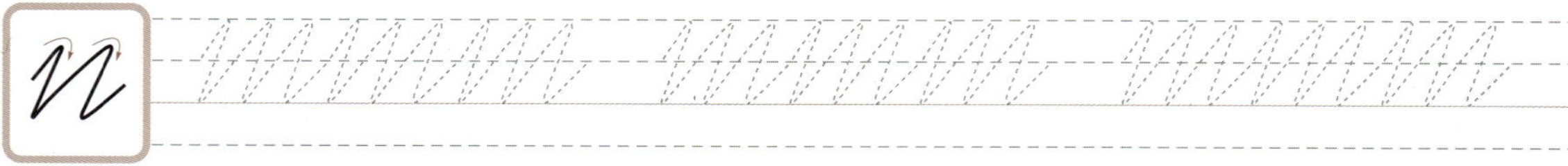

4. [*v u w*] 쓰기 위한 선 긋기

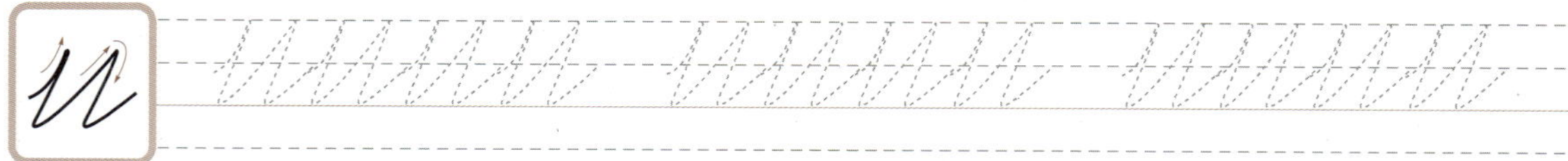

5. [*a c e o*] 쓰기 위한 선 긋기

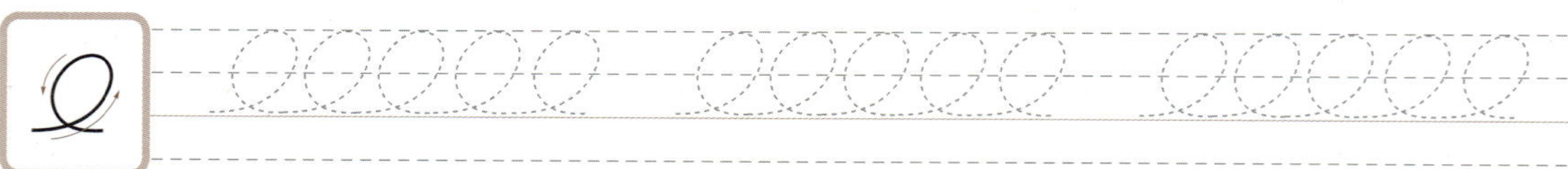

✲✲ 기본선을 따라 바르게 긋기 연습을 하세요.

6. [d g a] 쓰기 위한 선 긋기

7. [g y z] 쓰기 위한 선 긋기

8. [i j] 쓰기 위한 선 긋기

9. [t] 쓰기 위한 선 긋기

10. [r] 쓰기 위한 선 긋기

****** 기본선을 따라 바르게 긋기 연습을 하세요.

1. [*b* *f* *h* *k* *l*] 쓰기 위한 선 긋기

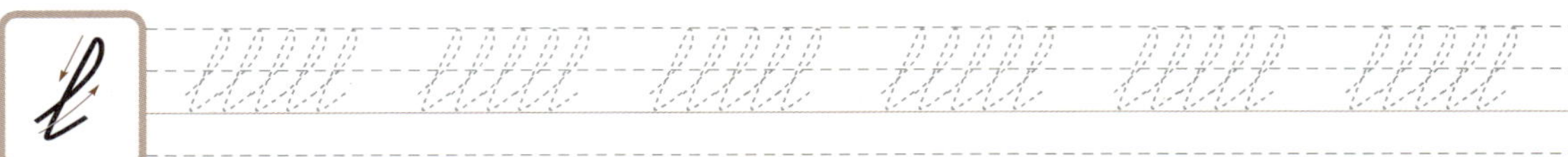

2. [*g* *y* *z*] 쓰기 위한 선 긋기

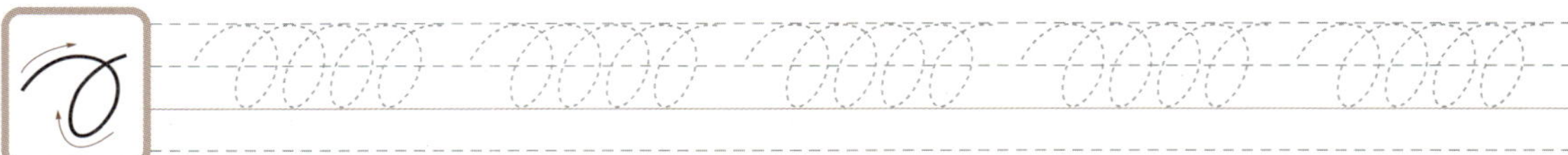

3. [*m* *n*] 쓰기 위한 선 긋기

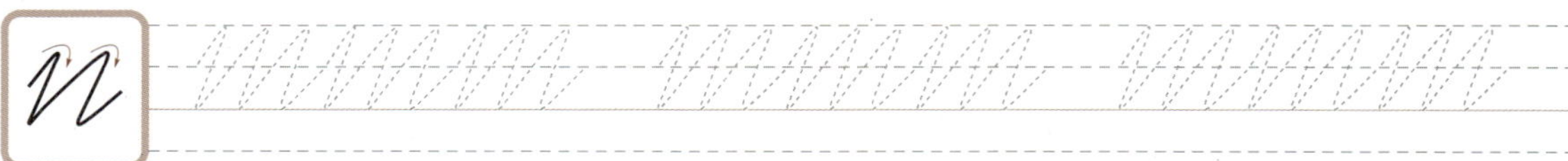

4. [*u* *u* *w*] 쓰기 위한 선 긋기

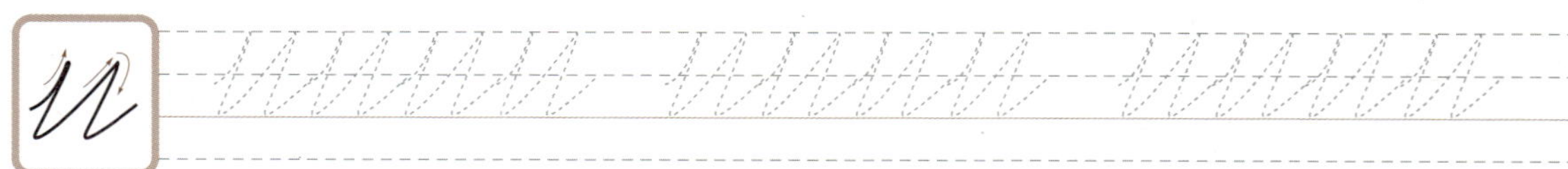

5. [*a* *c* *e* *o*] 쓰기 위한 선 긋기

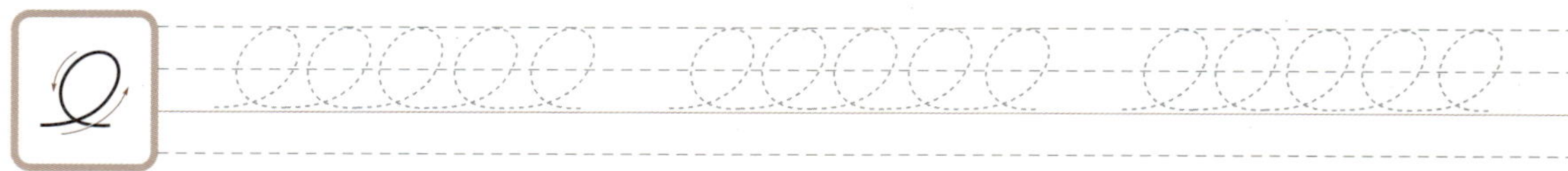

✷✷ 기본선을 따라 바르게 긋기 연습을 하세요.

6. [d g a] 쓰기 위한 선 긋기

7. [g y z] 쓰기 위한 선 긋기

8. [i j] 쓰기 위한 선 긋기

9. [t] 쓰기 위한 선 긋기

10. [r] 쓰기 위한 선 긋기

＊＊ 기본선을 따라 바르게 긋기 연습을 하세요.

1. [*b* *f* *h* *k* *l*] 쓰기 위한 선 긋기

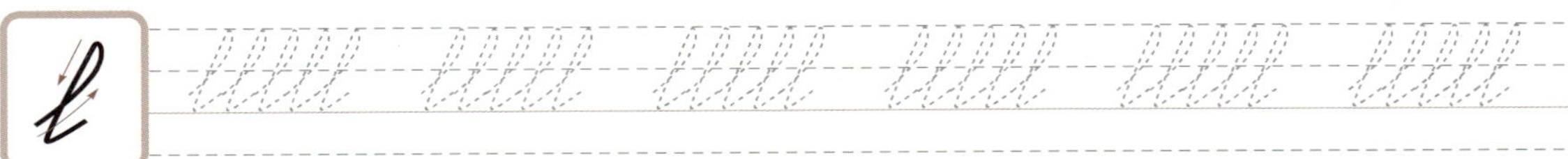

2. [*g* *y* *z*] 쓰기 위한 선 긋기

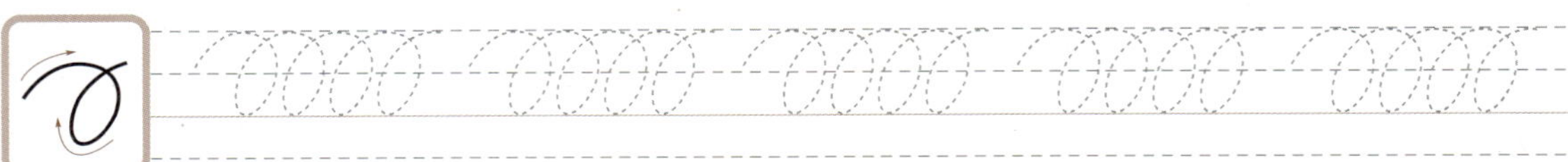

3. [*m* *n*] 쓰기 위한 선 긋기

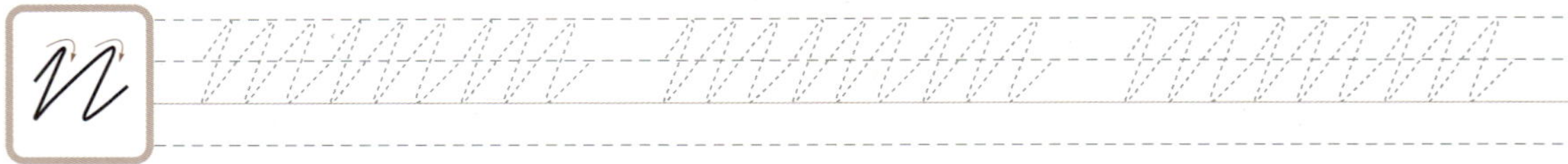

4. [*v* *u* *w*] 쓰기 위한 선 긋기

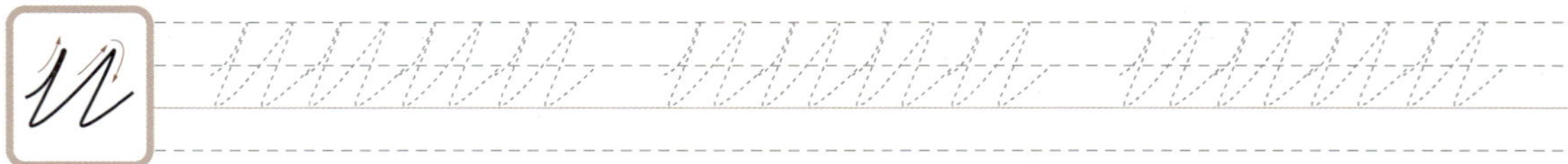

5. [*a* *c* *e* *o*] 쓰기 위한 선 긋기

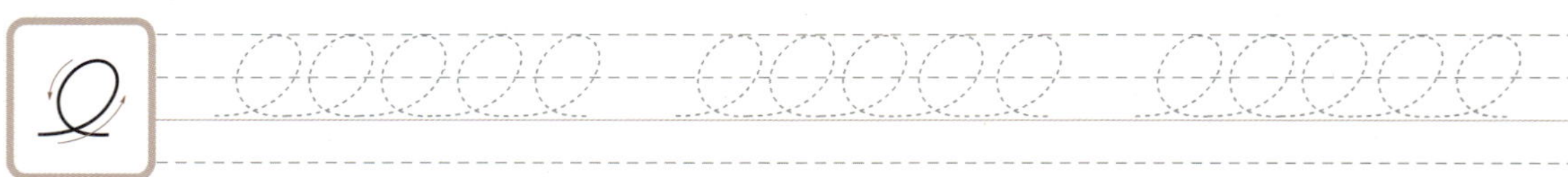

✼✼ 기본선을 따라 바르게 긋기 연습을 하세요.

6. [d g a] 쓰기 위한 선 긋기

7. [g y z] 쓰기 위한 선 긋기

8. [i j] 쓰기 위한 선 긋기

9. [t] 쓰기 위한 선 긋기

10. [r] 쓰기 위한 선 긋기

** 알파벳 A~Z까지 필기체로 천천히 예쁘게 써 보세요.

1. 알파벳 필기체 대문자 : [*a*] 쓰기

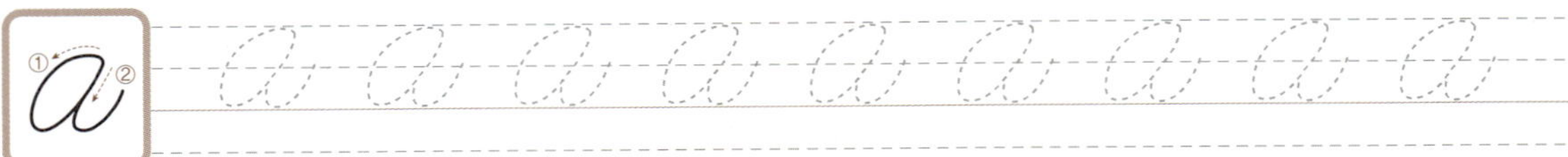

2. 알파벳 필기체 대문자 : [*B*] 쓰기

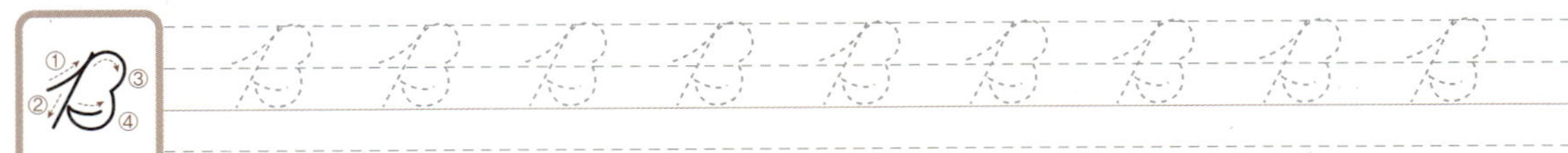

3. 알파벳 필기체 대문자 : [*C*] 쓰기

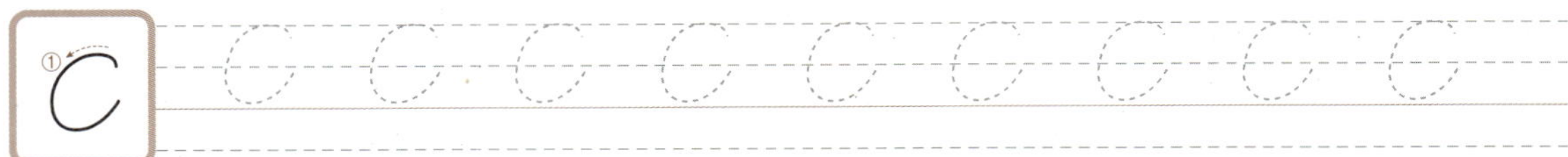

4. 알파벳 필기체 대문자 : [*D*] 쓰기

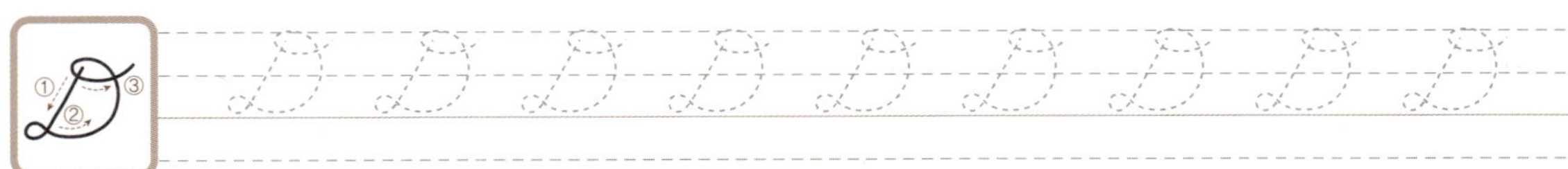

5. 알파벳 필기체 대문자 : [*E*] 쓰기

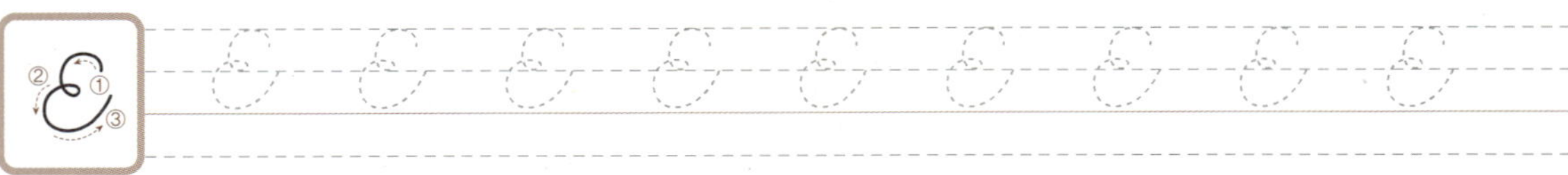

✻✻ 알파벳 A~Z까지 필기체로 천천히 예쁘게 써 보세요.

6. 알파벳 필기체 대문자 : [*F*] 쓰기

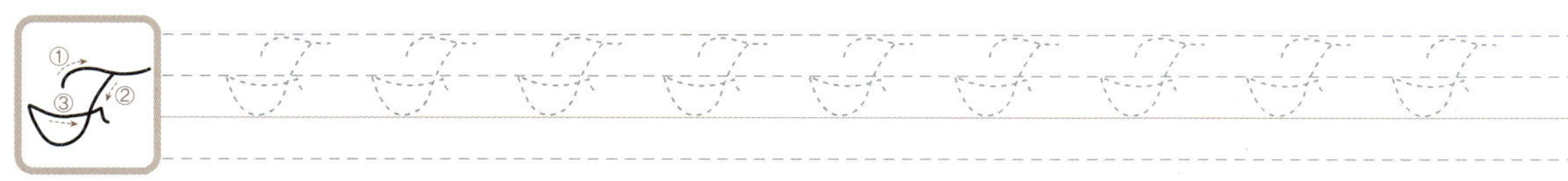

7. 알파벳 필기체 대문자 : [*G*] 쓰기

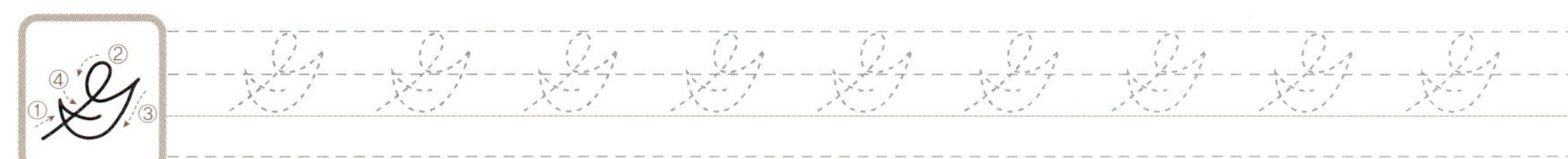

8. 알파벳 필기체 대문자 : [*H*] 쓰기

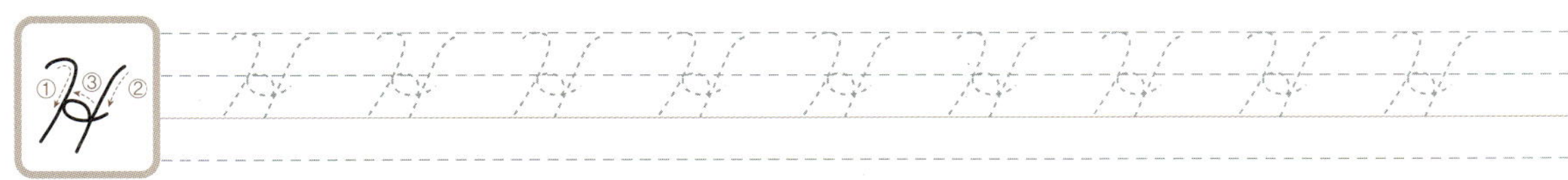

9. 알파벳 필기체 대문자 : [*I*] 쓰기

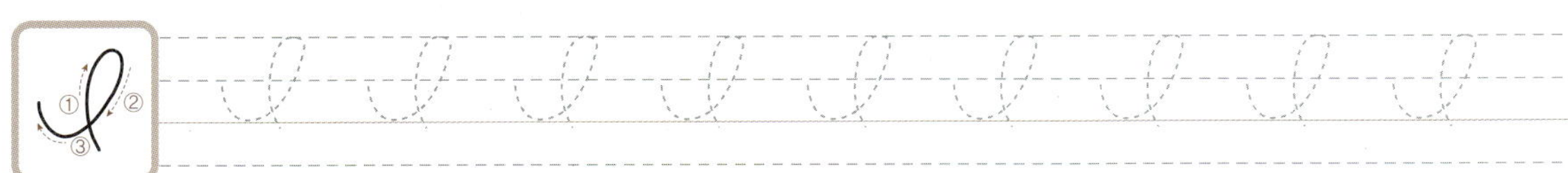

10. 알파벳 필기체 대문자 : [*J*] 쓰기

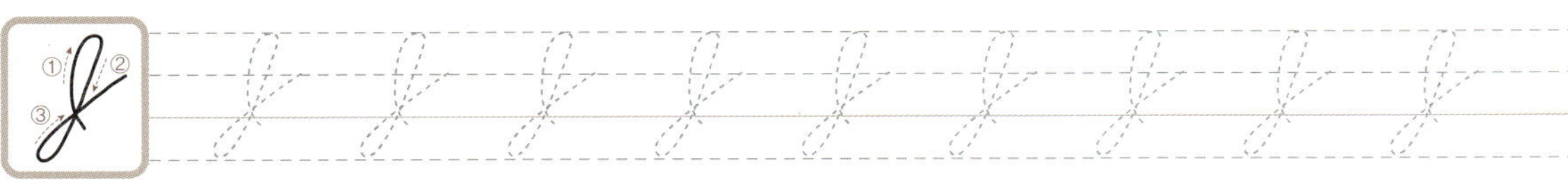

＊＊알파벳 A~Z까지 필기체로 천천히 예쁘게 써 보세요.

11. 알파벳 필기체 대문자 : [*K*] 쓰기

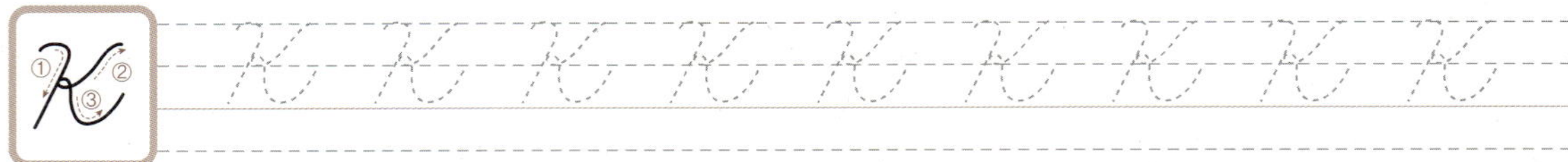

12. 알파벳 필기체 대문자 : [*L*] 쓰기

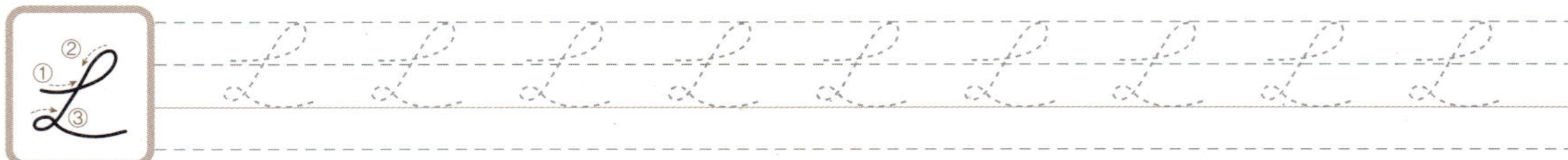

13. 알파벳 필기체 대문자 : [*m*] 쓰기

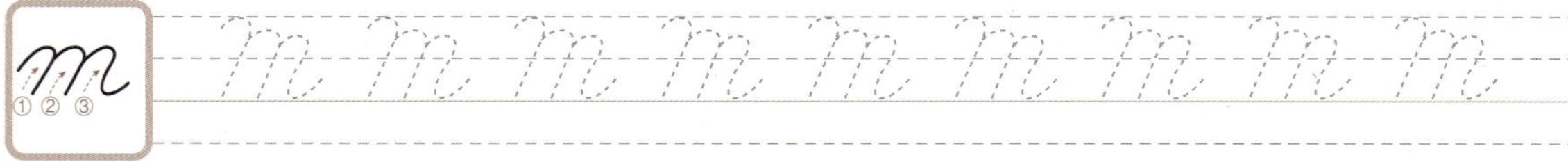

14. 알파벳 필기체 대문자 : [*n*] 쓰기

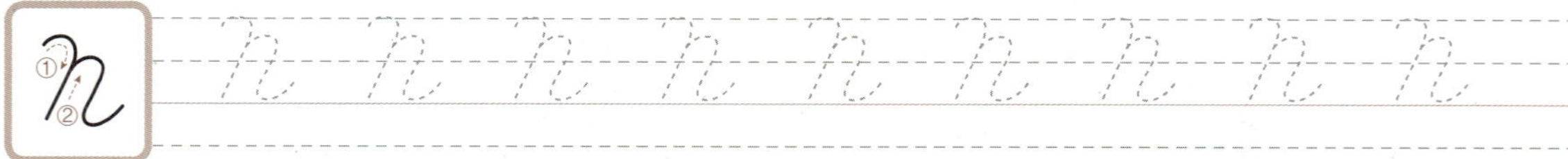

15. 알파벳 필기체 대문자 : [*O*] 쓰기

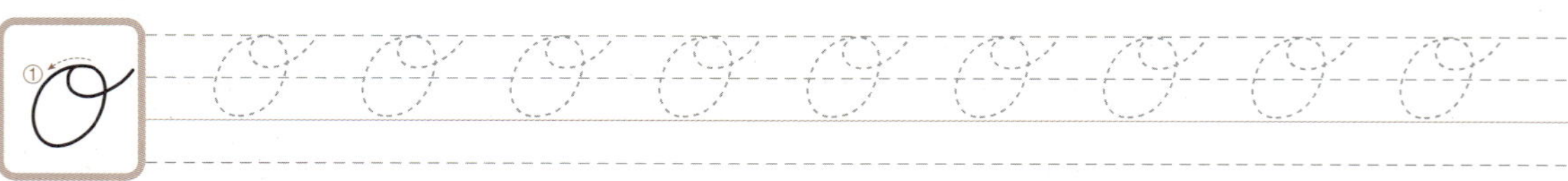

＊＊알파벳 A~Z까지 필기체로 천천히 예쁘게 써 보세요.

16. 알파벳 필기체 대문자 : [𝒫] 쓰기

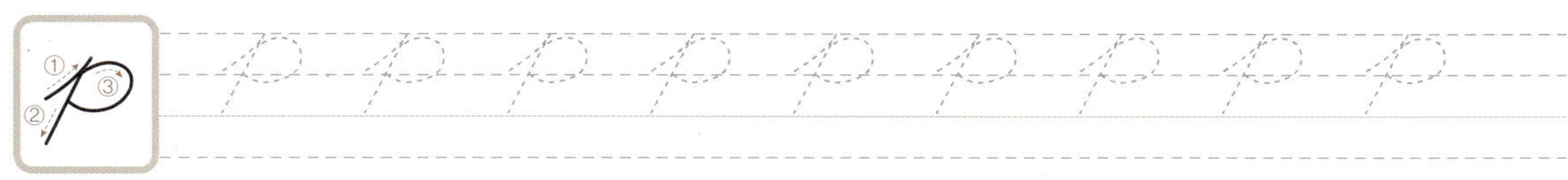

17. 알파벳 필기체 대문자 : [𝒬] 쓰기

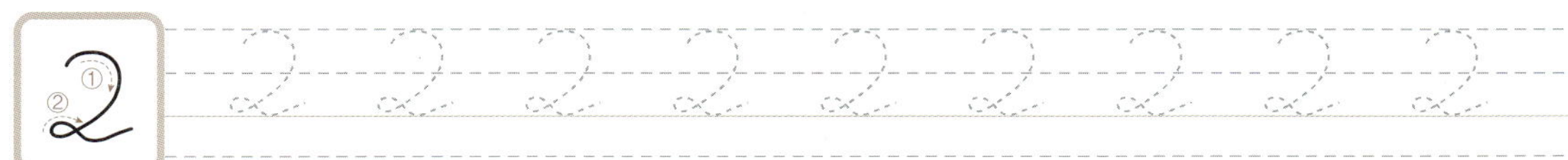

18. 알파벳 필기체 대문자 : [ℛ] 쓰기

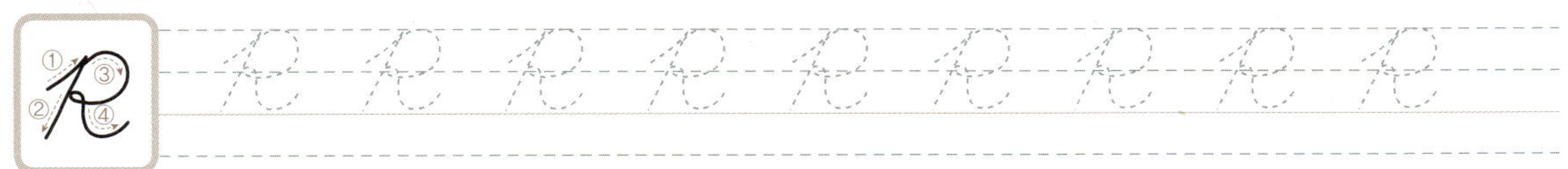

19. 알파벳 필기체 대문자 : [𝒮] 쓰기

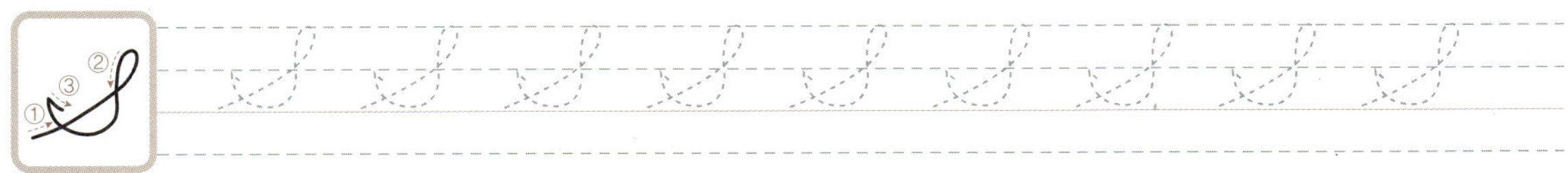

20. 알파벳 필기체 대문자 : [𝒯] 쓰기

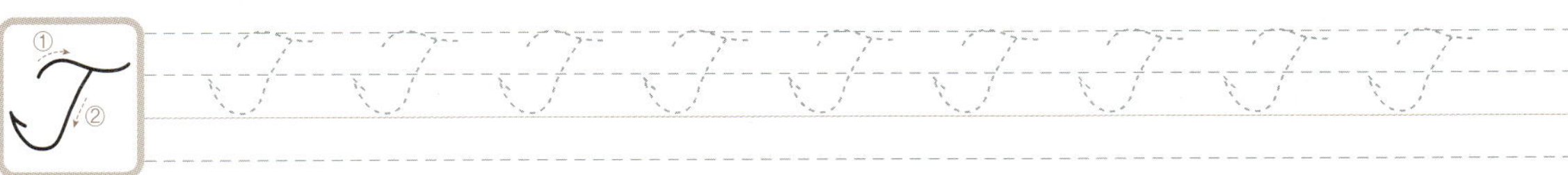

＊＊ 알파벳 A~Z까지 필기체로 천천히 예쁘게 써 보세요.

21. 알파벳 필기체 대문자 : [*U*] 쓰기

22. 알파벳 필기체 대문자 : [*V*] 쓰기

23. 알파벳 필기체 대문자 : [*W*] 쓰기

24. 알파벳 필기체 대문자 : [*X*] 쓰기

25. 알파벳 필기체 대문자 : [*Y*] 쓰기

** 알파벳 A~Z까지 필기체로 천천히 예쁘게 써 보세요.

26. 알파벳 필기체 대문자 : [*J*] 쓰기

• 알파벳 필기체 대문자 : [*a~G*] 각각 한 번씩 쓰기

• 알파벳 필기체 대문자 : [*H~n*] 각각 한 번씩 쓰기

• 알파벳 필기체 대문자 : [*O~U*] 각각 한 번씩 쓰기

• 알파벳 필기체 대문자 : [*V~3*] 각각 한 번씩 쓰기

알파벳 필기체 소문자 바르게 쓰기 [1]

1. 알파벳 필기체 소문자 : [a] 쓰기

2. 알파벳 필기체 소문자 : [b] 쓰기

3. 알파벳 필기체 소문자 : [c] 쓰기

4. 알파벳 필기체 소문자 : [d] 쓰기

5. 알파벳 필기체 소문자 : [e] 쓰기

✱✱ 알파벳 a~z까지 필기체로 천천히 예쁘게 써 보세요.

6. 알파벳 필기체 소문자 : [f] 쓰기

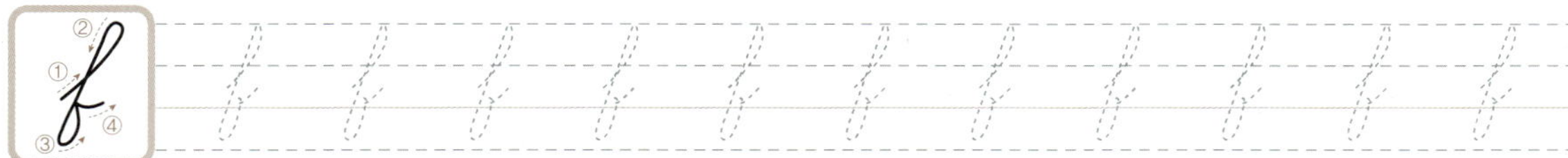

7. 알파벳 필기체 소문자 : [g] 쓰기

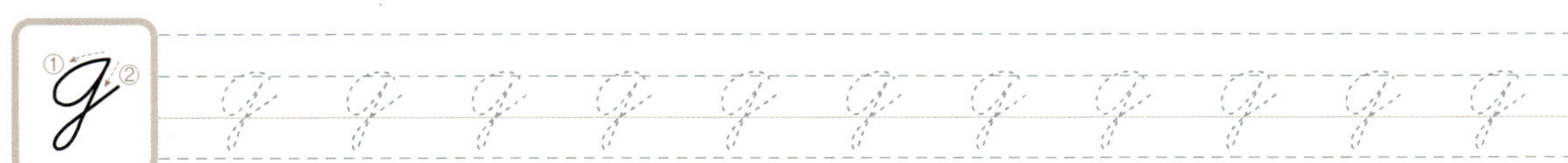

8. 알파벳 필기체 소문자 : [h] 쓰기

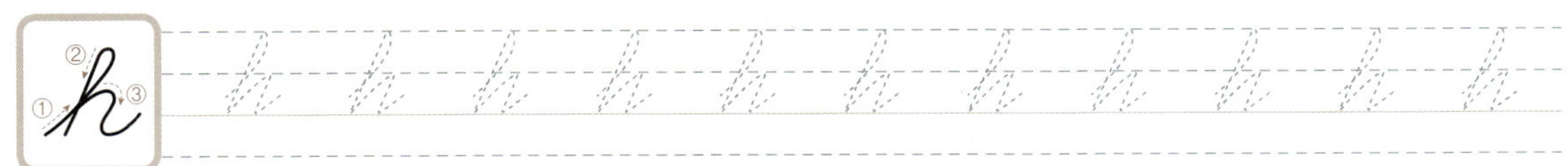

9. 알파벳 필기체 소문자 : [i] 쓰기

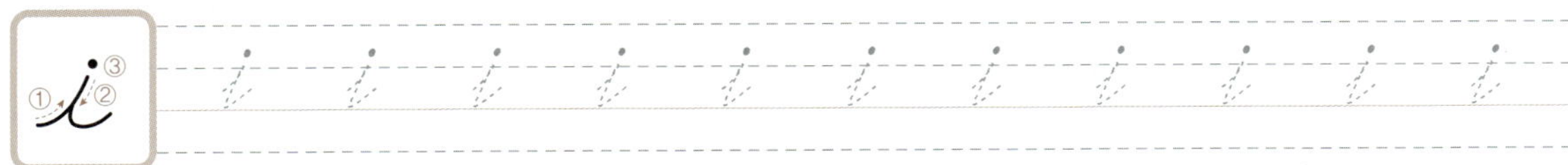

10. 알파벳 필기체 소문자 : [j] 쓰기

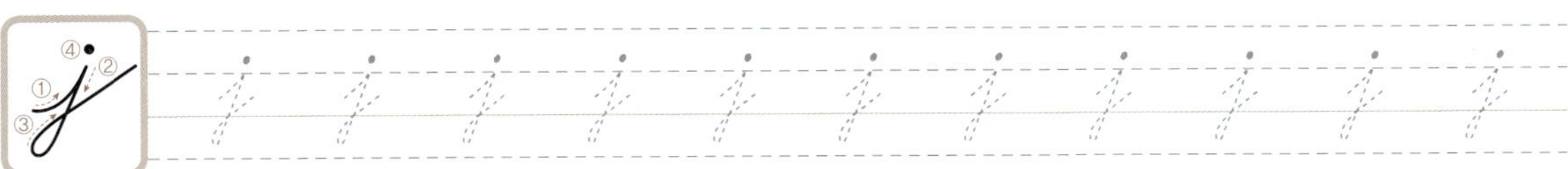

＊ 알파벳 a~z까지 필기체로 천천히 예쁘게 써 보세요.

11. 알파벳 필기체 소문자 : [k] 쓰기

12. 알파벳 필기체 소문자 : [l] 쓰기

13. 알파벳 필기체 소문자 : [m] 쓰기

14. 알파벳 필기체 소문자 : [n] 쓰기

15. 알파벳 필기체 소문자 : [o] 쓰기

알파벳 필기체 소문자 바르게 쓰기 [4]

16. 알파벳 필기체 소문자 : [p] 쓰기

17. 알파벳 필기체 소문자 : [q] 쓰기

18. 알파벳 필기체 소문자 : [r] 쓰기

19. 알파벳 필기체 소문자 : [s] 쓰기

20. 알파벳 필기체 소문자 : [t] 쓰기

✳✳ 알파벳 a~z까지 필기체로 천천히 예쁘게 써 보세요.

21. 알파벳 필기체 소문자 : [*u*] 쓰기

22. 알파벳 필기체 소문자 : [*v*] 쓰기

23. 알파벳 필기체 소문자 : [*w*] 쓰기

24. 알파벳 필기체 소문자 : [*x*] 쓰기

25. 알파벳 필기체 소문자 : [*y*] 쓰기

** 알파벳 a~z까지 필기체로 천천히 예쁘게 써 보세요.

26. 알파벳 필기체 소문자 : [z] 쓰기

• 알파벳 필기체 소문자 : [a~g] 각각 두 번씩 쓰기

• 알파벳 필기체 소문자 : [h~n] 각각 두 번씩 쓰기

• 알파벳 필기체 소문자 : [o~u] 각각 두 번씩 쓰기

• 알파벳 필기체 소문자 : [u~z] 각각 두 번씩 쓰기

** 알파벳 필기체를 이어서 예쁘게 써 보세요.

[알파벳 필기체 이어 쓰기]

A B C D E F G H I J K L M N O P Q

[알파벳 필기체 이어 쓰기]

R S T U V W X Y Z

[알파벳 필기체 이어 쓰기]

A B C D E F G H I J K L M N O P Q

[알파벳 필기체 이어 쓰기]

R S T U V W X Y Z

[알파벳 필기체 이어 쓰기]

A B C D E F G H I J K L M N O P Q R S T U V W X Y Z

알파벳 필기체 대문자 예쁘게 이어 쓰기 [2]

[알파벳 필기체 이어 쓰기]

A B C D E F G H I J K L M N O P Q

[알파벳 필기체 이어 쓰기]

R S T U V W X Y Z

[알파벳 필기체 이어 쓰기]

A B C D E F G H I J K L M N O P Q

[알파벳 필기체 이어 쓰기]

R S T U V W X Y Z

[알파벳 필기체 이어 쓰기]

A B C D E F G H I J K L M N O P Q R S T U V W X Y Z

*** 알파벳 필기체를 이어서 예쁘게 써 보세요.

[알파벳 필기체 이어 쓰기]

A B C D E F G H I J K L M N O P Q

[알파벳 필기체 이어 쓰기]

R S T U V W X Y Z

[알파벳 필기체 이어 쓰기]

A B C D E F G H I J K L M N O P Q

[알파벳 필기체 이어 쓰기]

R S T U V W X Y Z

[알파벳 필기체 이어 쓰기]

A B C D E F G H I J K L M N O P Q R S T U V W X Y Z

＊＊알파벳 필기체를 이어서 예쁘게 써 보세요.

[알파벳 필기체 이어 쓰기]

a b c d e f g h i j k l m n o p q r s t u v w x y z

[알파벳 필기체 이어 쓰기]

a b c d e f g h i j k l m n o p q r s t u v w x y z

[알파벳 필기체 이어 쓰기]

a b c d e f g h i j k l m n o p q r s t u v w x y z

[알파벳 필기체 이어 쓰기]

a b c d e f g h i j k l m n o p q r s t u v w x y z

[알파벳 필기체 이어 쓰기]

a b c d e f g h i j k l m n o p q r s t u v w x y z

** 알파벳 필기체를 이어서 예쁘게 써 보세요.

[알파벳 필기체 이어 쓰기]

a b c d e f g h i j k l m n o p q r s t u v w x y z

[알파벳 필기체 이어 쓰기]

a b c d e f g h i j k l m n o p q r s t u v w x y z

[알파벳 필기체 이어 쓰기]

a b c d e f g h i j k l m n o p q r s t u v w x y z

[알파벳 필기체 이어 쓰기]

a b c d e f g h i j k l m n o p q r s t u v w x y z

[알파벳 필기체 이어 쓰기]

a b c d e f g h i j k l m n o p q r s t u v w x y z

알파벳 필기체 소문자 예쁘게 이어 쓰기 [3]

** 알파벳 필기체를 이어서 예쁘게 써 보세요.

[알파벳 필기체 이어 쓰기]

a b c d e f g h i j k l m n o p q r s t u v w x y z

[알파벳 필기체 이어 쓰기]

a b c d e f g h i j k l m n o p q r s t u v w x y z

[알파벳 필기체 이어 쓰기]

a b c d e f g h i j k l m n o p q r s t u v w x y z

[알파벳 필기체 이어 쓰기]

a b c d e f g h i j k l m n o p q r s t u v w x y z

[알파벳 필기체 이어 쓰기]

a b c d e f g h i j k l m n o p q r s t u v w x y z

의학용어는 단어의 구조나 각 구성요소 특유의 뜻을 파악하면 아무리 길고 또 복잡하더라도 쉽게 이해할 수 있다. 대개 의학용어는 어근, 접미어, 접두어, 결합모음 등의 주요 요소로 구성되어 있기 때문에 용어를 구조적으로 분석하면 된다.

단어는 다음과 같이 구조적으로 분석하며 익힌다.

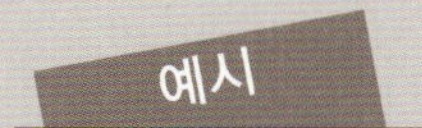

gastroenterology
gastr(어근) + /o/(결합모음) + enter(어근) + /o/(결합모음) + logy(접미어)

- 어근 [gastr]는 위(stomach), [enter]는 장(intestines)을 뜻한다.
- 접미어 [-logy]는 학문(process of study)을 뜻한다.
- 결합모음 [o]는 어근과 어근 또는 어근과 접미어를 잇는다.
- 이 단어는 위장학(위와 장을 연구하는 학문)을 뜻한다.

다소 길고 어려운 발음을 쉽게 하기 위해 어근과 어근 사이 혹은 어근과 접미사 사이에 사용되는 단어부분에 'o'가 많이 사용된다. 모든 의학용어가 다 결합모음을 갖는 것은 아니며, 접두사와 어근 사이에는 결합모음이 사용되지 않는다.

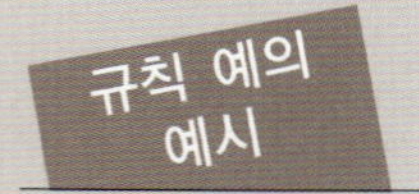

oncogenic
onc(어근) + /o/(결합모음) + gen(어근) + ic(접미어)

- 어근 [onc]는 종양(tumor), [gen]은 생산(producing)을 뜻한다.
- 접미어 [-ic]는 ~의, ~의 성질의 것(pertaining)을 뜻한다.
- 이 단어의 뜻은 종양발생에 관한 것이다.

보통 어근과 접미어 사이에는 결합모음 [o]가 위치하지만 이 경우에는 [-ic]가 모음으로 시작하기 때문에 생략한 점에 유의해야 한다. 그러나 결합모음이 두 개의 어근 사이에 있을 때에는 그 두 번째 어근이 모음으로 시작되더라도 생략하지 않는다.

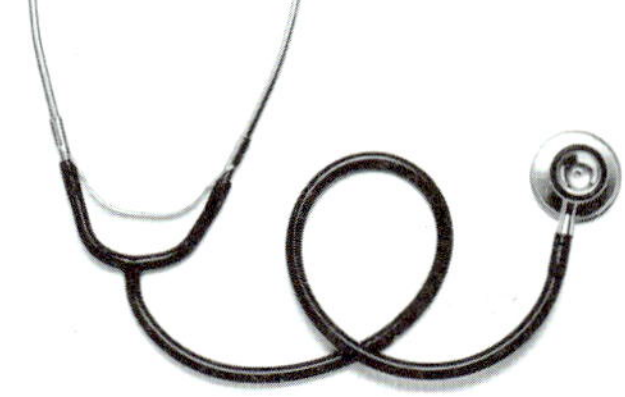

Part **2**

해부학용어 필기체 쓰기

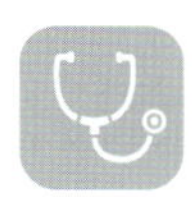 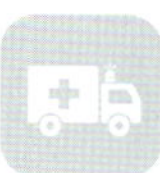 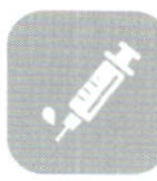
 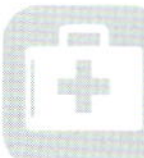 

[접두사]
- 수 접두사 • 측정 단위 접두사 • 색 접두사 • 방향 접두사
- 시간·속도 접두사 • 크기 정도 접두사 • 부정·반대 접두사
- 위치·장소 접두사 • 성상 접두사

[접미사]
- 병적 상태 접미사 • 치료·수술 접미사 • 진단·검사 접미사

[어근]
- 심혈관계통 어근 • 호흡계통 어근 • 소화계통 어근
- 비뇨계통 어근 • 여성생식계통 어근 • 신경, 근골격계통 어근
- 피부, 감각계통 어근 • 내분비계통 어근 • 정신의학계통 어근
- 종양학, 약리학계통 어근

＊아래의 표는 'kilo(킬로)'와 같은 SI 접두어를 참고로 정리한 것입니다.

10^n	접두어	기호	배수
10의 24승	요타(yotta)	Y	자
10의 21승	제타(zetta)	Z	십해
10의 18승	엑사(exa)	E	백경
10의 15승	페타(peta)	P	천조
10의 12승	테라(tera)	T	조
10의 9승	기가(giga)	G	십억
10의 6승	메가(mega)	M	백만
10의 3승	킬로(kilo)	k	천
10의 2승	헥토(hecto)	h	백
10의 1승	데카(deca)	da	십
10의 0승	(없음)	(없음)	일
10^{-1}	데시(deci)	d	십분의 일
10^{-2}	센티(centi)	c	백분의 일
10^{-3}	밀리(milli)	m	천분의 일
10^{-6}	마이크로(micro)	μ	백만분의 일
10^{-9}	나노(nano)	n	십억분의 일
10^{-12}	피코(pico)	p	일조분의 일
10^{-15}	펨토(femto)	f	천조분의 일
10^{-18}	아토(atto)	a	백경분의 일
10^{-21}	젭토(zepto)	z	십해분의 일
10^{-24}	욕토(yocto)	y	일자분의 일

예를 들어, 외국에서는 100k라고 하면 이는 100개가 아니라 100,000개를 말하며, 10M라고 하면 10,000,000개가 되는 것입니다.

0의 장(場) 공부방

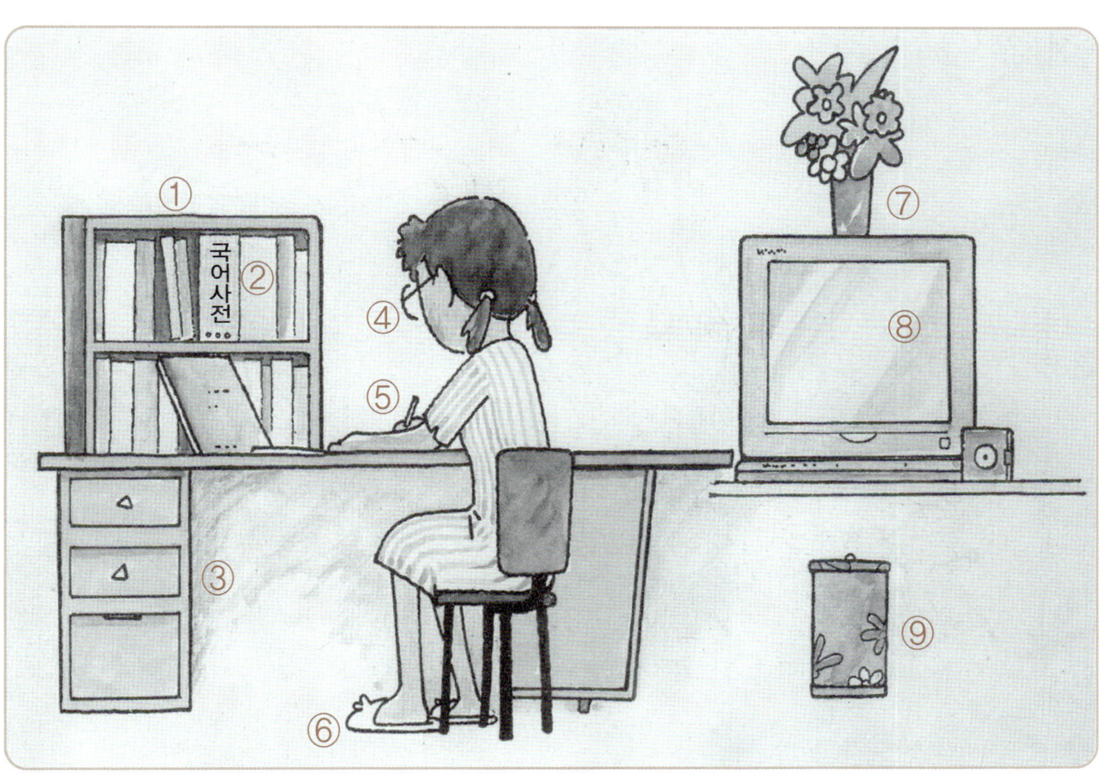

3의 원리	좌(左)	중(中)	우(右)
상(上)	1. 책꽂이	4. 안경	7. 화병
중(中)	2. 국어사전	5. 연필	8. 컴퓨터
하(下)	3. 서랍	6. 슬리퍼	9. 휴지통

✱✱ 의학 용어를 필기체로 예쁘고 바르게 써 보세요.

[수를 나타내는 접두사]

1. 뜻을 나타내는 용어 : none 0

결합 용어▶ nulli, nullis 널리, 널리스   예 : nulligravida 미임부

nulli, nullis, nulligravida, nulligravida

2. 뜻을 나타내는 용어 : one 1

결합 용어▶ uni, mono 유니, 모노   예 : unicellular 단세포의, monocyte 단구

uni, mono, unicellular, monocyte

3. 뜻을 나타내는 용어 : first 첫 번째

결합 용어▶ primi, proto 프리미, 프로토   예 : primigravida 초임부
                                                    protogene 유전자 원형

primi, proto, primigravida, protogene

4. 뜻을 나타내는 용어 : two 2, 양쪽

결합 용어▶ bi, ambi, di 바이, 엠비, 디   예 : biceps 이두근, ambivalence 양면 가치
                                                   diplopia 복시(증)

bi, ambi, di, biceps, ambivalence

5. 뜻을 나타내는 용어 : three 3

결합 용어▶ tri 트라이   예 : triceps 삼두근

tri, tri, tri, triceps, triceps, triceps

** 의학 용어를 필기체로 예쁘고 바르게 써 보세요.

6. 뜻을 나타내는 용어 : four 4

결합 용어▶ quadri, tetra 쿼드리, 테트라　　　예 : quadriceps 사두근, tetralogy 네징후

quadri, tetra, quadriceps, tetralogy

7. 뜻을 나타내는 용어 : five 5

결합 용어▶ penta 펜타　　　예 : pentalogy 다섯징후

penta, penta, pentalogy, pentalogy

8. 뜻을 나타내는 용어 : six 6

결합 용어▶ hexa 헥사　　　예 : hexadactyly 여섯가락증

hexa, hexa, hexadactyly, hexadactyly

[측정 단위를 나타내는 접두사]

1. 뜻을 나타내는 용어 : billion 10^9 (십억)

결합 용어▶ giga 기가　　　예 : gigabyte 기가바이트

giga, giga, gigabyte, gigabyte

2. 뜻을 나타내는 용어 : million 10^6 (백만)

결합 용어▶ mega 메가　　　예 : megabyte 메가바이트

mega, mega, megabyte, megabyte

✼✼ 의학 용어를 필기체로 예쁘고 바르게 써 보세요.

3. 뜻을 나타내는 용어 : thousand 1,000 (천)
결합 용어▶ kilo 킬로　　　　　　　　　예 : kilogram 킬로그램

kilo,　kilo,　kilogram,　kilogram

4. 뜻을 나타내는 용어 : hundred 100 (백)
결합 용어▶ hecto 헥토　　　　　　　　예 : hectometer 100미터

hecto,　hecto,　hectometer,　hectometer

5. 뜻을 나타내는 용어 : ten 10 (십)
결합 용어▶ deca 데카　　　　　　　　　예 : decagram 데카그램

deca,　deca,　decagram,　decagram

6. 뜻을 나타내는 용어 : one-tenth 1/10 (십분의 일)
결합 용어▶ deci 데시　　　　　　　　　예 : decibel 데시벨

deci, deci, deci, decibel, decibel, decibel

7. 뜻을 나타내는 용어 : one-hundredth 100, 1/100 (백분의 일)
결합 용어▶ centi 센티　　　　　　　　예 : centigrade 섭씨 온도

centi, centi, centigrade, centigrade

✱✱ 의학 용어를 필기체로 예쁘고 바르게 써 보세요.

8. 뜻을 나타내는 용어 : one-thousandth 1/1,000 (천분의 일)
결합 용어▶ milli 밀리　　　　　　　　　　예 : milliliter 밀리리터

milli, milli, milliliter, milliliter

9. 뜻을 나타내는 용어 : millianth 10^{-6} (백만분의 일)
결합 용어▶ micro 마이크로　　　　　　　　예 : micrometer 마이크로미터

micro, micro, micrometer, micrometer

10. 뜻을 나타내는 용어 : billanth 10^{-9} (십억분의 일)
결합 용어▶ nano 나노　　　　　　　　　　예 : nanometer 나노미터

nano, nano, nanometer, nanometer

[색을 나타내는 접두사]

1. 뜻을 나타내는 용어 : color 색
결합 용어▶ chrom/o 크로마　　　　　　　예 : chromosome 염색체

chrom, chrom, chromosome, chromosome

2. 뜻을 나타내는 용어 : red 붉은색
결합 용어▶ erythr/o, rubr/o 에리슬, 루브로　예 : erythrocyte 적혈구

erythr, rubr, erythrocyte, erythrocyte

✳✳ 의학 용어를 필기체로 예쁘고 바르게 써 보세요.

3. 뜻을 나타내는 용어 : blue 푸른색
결합 용어▶ cyan/o 사이안　　　　　　　예 : cyanosis 청색증

cyan,　cyan,　cyanosis,　cyanosis

4. 뜻을 나타내는 용어 : yellow 황색
결합 용어▶ cirrh/o, lute/o 서로, 루테　　　예 : cirrhosis 간경변, lutein 황체

cirrh,　lute,　cirrhosis,　lutein

5. 뜻을 나타내는 용어 : green 초록색
결합 용어▶ chlor/o 클롤　　　　　　　예 : chloroma 녹색종

chlor,　chlor,　chloroma,　chloroma

6. 뜻을 나타내는 용어 : white 흰색
결합 용어▶ alba(albin/o), leuko 알바, 알빈, 루코　　예 : albinism 백색증
　　　　　　　　　　　　　　　　　　　　leukocyte 백혈구

alba, albin, leuko, albinism, leukocyte

7. 뜻을 나타내는 용어 : black 검은색
결합 용어▶ melan/o 멜라닌　　　　　　예 : melanoma 흑색종

melan, melan, melanoma, melanoma

8. 뜻을 나타내는 용어 : gray 회색

결합 용어 ▶ poli/o 폴리　　　　　　　　　예 : poliomyelitis 회백척수염, 소아마비

poli, poli, poliomyelitis, poliomyelitis

9. 뜻을 나타내는 용어 : purple 자주색

결합 용어 ▶ purpur/o 프르풀　　　　　　　예 : purpura 자반

purpur, purpura, purpur, purpura

[방향을 나타내는 접두사]

1. 뜻을 나타내는 용어 : upward 위쪽(상)

결합 용어 ▶ super/o 슈퍼　　　　　　　　예 : superego 초자아

super, superego, uper, superego

2. 뜻을 나타내는 용어 : downward 아래쪽(하)

결합 용어 ▶ infer 인퍼　　　　　　　　　예 : inferonasal 하비측의

infer, infer, inferonasal, inferonasal

3. 뜻을 나타내는 용어 : forward 앞(전)

결합 용어 ▶ antero, ante 안테루　　　　　예 : anteroposterior 앞뒤의
　　　　　　　　　　　　　　　　　　　　　anteversion 전경

antero, ante, anteroposterior, anteversion

✱✱ 의학 용어를 필기체로 예쁘고 바르게 써 보세요.

4. 뜻을 나타내는 용어 : backward 뒤(후)

결합 용어 ▶ postero, retro 포스테로, 레트러

예 : posteroanterior 후전의
retroflexion 자궁후굴

postero, retro, posteroanterior, retroflexion

5. 뜻을 나타내는 용어 : side 옆(측)

결합 용어 ▶ latero 레터로

예 : lateroflexion 옆굽힘

latero, latero, lateroflexion, lateroflexion

6. 뜻을 나타내는 용어 : right 오른쪽

결합 용어 ▶ dextro 덱스트로

예 : dextrocardia 오른심장증, 우심증

dextro, dextro, dextrocardia, dextrocardia

7. 뜻을 나타내는 용어 : left 왼쪽

결합 용어 ▶ sinistro 시니스트로

예 : sinistrocardia 왼심장증, 좌심증

sinistro, sinistro, sinistrocardia, sinistrocardia

8. 뜻을 나타내는 용어 : away from ~로 부터 멀리

결합 용어 ▶ ab 애비

예 : abduction 외전

ab, ab, abduction, abduction

** 의학 용어를 필기체로 예쁘고 바르게 써 보세요.

9. 뜻을 나타내는 용어 : toward ~을 향하여
결합 용어▶ ad 애드　　　　　예 : adduction 내전

ad,　ad,　adduction,　adduction

10. 뜻을 나타내는 용어 : across, through ~을 통하여, 횡단하여
결합 용어▶ dia, trans, per 다이아, 트랜스, 퍼　예 : diarrhea 설사, transplant 이식
percutaneous 경피의(피부를 통한)

dia, trans, per, diarrhea, percutaneous

[시간·속도를 나타내는 접두사]

1. 뜻을 나타내는 용어 : rapid 빠른
결합 용어▶ tach/y 택크　　　　　예 : tachycardia 빠른맥

tach, tach, tachycardia, tachycardia

2. 뜻을 나타내는 용어 : slow 느린
결합 용어▶ brad/y 브래드　　　　　예 : bradycardia 느린맥

brad, brad, bradycardia, bradycardia

3. 뜻을 나타내는 용어 : before 전(앞)
결합 용어▶ ante, pre, pro 앤티, 프리, 프로　예 : anteflexion 전굴,
preoperative 수술 전의, prognosis 예후

ante, pre, pro, anteflexion, preoperative

✳✳ 의학 용어를 필기체로 예쁘고 바르게 써 보세요.

4. 뜻을 나타내는 용어 : after 후(뒤)

결합 용어 ▶ post 포스트　　　예 : postoperative 수술 후의

post, post, postoperative, postoperative

5. 뜻을 나타내는 용어 : during 동안에

결합 용어 ▶ intra 인트라　　　예 : intraoperative 수술 중의

intra, intra, intraoperative, intraoperative

6. 뜻을 나타내는 용어 : night, dark 밤

결합 용어 ▶ nyct/o, noct/o 닉트, 녹트　　　예 : nyctalopia 밤소경증, 야맹증
　　　nocturia 야간뇨, 야뇨증

nyct, noct, nyctalopia, nocturia

[크기 정도를 나타내는 접두사]

1. 뜻을 나타내는 용어 : all 전체

결합 용어 ▶ pan, pant/o 팬, 팬트　　　예 : panperitonitis 범복막염

pan, pan, pant, pant, panperitonitis

2. 뜻을 나타내는 용어 : near, almost 거의 전부

결합 용어 ▶ sub 서브　　　예 : subacute 아급성의

sub, sub, subacute, subacute

3. 뜻을 나타내는 용어 : many, much 많은

결합 용어▶ poly, multi 폴리, 멀티

예 : polyarteritis 다발 동맥염
multigravida 다임신부, 다임신녀

poly, multi, polyarteritis, multigravida

4. 뜻을 나타내는 용어 : few, scanty 적은

결합 용어▶ olig/o 올리그

예 : oliguria 소변감소, 요감소

olig,   olig,   oliguria,   oliguria

5. 뜻을 나타내는 용어 : half 반

결합 용어▶ semi, hemi 세미, 헤미

예 : semicoma 반혼수
hemiplegia 반신 불수

semi, hemi, semicoma, hemiplegia

6. 뜻을 나타내는 용어 : small 작은

결합 용어▶ micro 마이크로

예 : microcephaly 소두증

micro, micro, microcephaly, microcephaly

7. 뜻을 나타내는 용어 : large 큰

결합 용어▶ macr/o, megal/o 매크러, 메걸

예 : macrophagocyte 대식세포
megaloblast 거대 적아구

macr,   megal,   macrophagocyte

✷✷ 의학 용어를 필기체로 예쁘고 바르게 써 보세요.

8. 뜻을 나타내는 용어 : excessive 정상이상, 초과

결합 용어▶ hyper 하이퍼　　　　　　　　예 : hyperemesis 오조, 입덧

hyper, hyper, hyperemesis, hyperemesis

9. 뜻을 나타내는 용어 : deficient 정상이하, 부족한

결합 용어▶ hypo 하이포　　　　　　　　예 : hypotension 저혈압

hypo, hypo, hypotension, hypotension

[부정·반대를 나타내는 접두사]

1. 뜻을 나타내는 용어 : without, absence, negative 없음, 아닌

결합 용어▶ a, an 어, 언　　　　　　　　예 : aplasia 결여증 무형성, anemia 빈혈

a, an, aplasia, aplasia, anemia, anemia

2. 뜻을 나타내는 용어 : not, lack 아닌, 부족, 결핍

결합 용어▶ in, im 인, 임　　　　　　　　예 : insomnia 불면증, imbalance 불균형

in, in, im, im, insomnia, imbalance

3. 뜻을 나타내는 용어 : against, opposing 대항, 반대

결합 용어▶ anti, contra 앤타이, 콘트라　　　예 : antacid 제산제
　　　　　　　　　　　　　　　　　　　contraceptive 피임약, 피임

anti, contra, antacid, contraceptive

✻✻ 의학 용어를 필기체로 예쁘고 바르게 써 보세요.

[위치·장소를 나타내는 접두사]

1. 뜻을 나타내는 용어 : above, over 위

결합 용어 ▶ supra 수프라　　　　　　예 : supraspinatus muscle 극상근

supra, supra, supraspinatus muscle

2. 뜻을 나타내는 용어 : under, beneath 아래

결합 용어 ▶ intra, sub, hypo 인트라, 서브, 하이포　예 : intraclavicular 빗장뼈아래
　　　　　　　　　　　　　　　　　　　　　　hypoalbuminemia 저알부민혈증
　　　　　　　　　　　　　　　　　　　　　　subanesthetic 마취덜된, 미취 밑의

intraclavicular, subanesthetic, hypoalbuminemia

3. 뜻을 나타내는 용어 : side 옆

결합 용어 ▶ latero 레터로　　　　　　예 : lateroflexion 옆굽힘

latero, latero, lateroflexion, lateroflexion

4. 뜻을 나타내는 용어 : back 등

결합 용어 ▶ dorsum 돌섬　　　　　　예 : dorsiflexion 손(발)등 굽힘

dorsum, dorsum, dorsiflexion, dorsiflexion

5. 뜻을 나타내는 용어 : head 머리

결합 용어 ▶ cephalo 세팔로　　　　　　예 : cephalalgia 두통

cephalo, cephalo, cephalalgia, cephalalgia

** 의학 용어를 필기체로 예쁘고 바르게 써 보세요.

6. 뜻을 나타내는 용어 : tail 꼬리

결합 용어▶ caudo 카우도　　　　　　　**예 :** caudocranial view 꼬리머리상

caudo, caudo, caudocranial view

7. 뜻을 나타내는 용어 : in, within 안

결합 용어▶ en, em, endo 엔, 엠, 엔도　　**예 :** encephalitis 뇌염, embryo 배아
　　　　　　　　　　　　　　　　　　　　endoscope 내시경

encephalitis, embryo, endoscope, intracellular

8. 뜻을 나타내는 용어 : middle 중간

결합 용어▶ meso, mid 메조, 미드　　　**예 :** mesoblast 중배엽, midbrain 중간뇌

meso, mid, mesoblast, midbrain

9. 뜻을 나타내는 용어 : outside 바깥쪽

결합 용어▶ exo, ecto, extra　　　　　　**예 :** exophthalmos 안구돌출(증)
엑소, 엑토, 엑스트라　　　　　　　　　　ectoblast 외배엽, extracellular 세포 밖의

exophthalmos, ectoblast, extracellular

10. 뜻을 나타내는 용어 : upon 바로 위

결합 용어▶ epi 에피　　　　　　　　　　**예 :** epicardium 삼장바깥막, 심장외막

epi, epi, epicardium, epicardium

✶✶ 의학 용어를 필기체로 예쁘고 바르게 써 보세요.

11. 뜻을 나타내는 용어 : around 주변, 둘레

결합 용어▶ peri, circum 페리, 써컴　　　예 : perianal 항문주위의
circumcision 환상 절제술

peri, circum, perianal, circumcision

12. 뜻을 나타내는 용어 : between 사이

결합 용어▶ inter 인터　　　예 : intercellular 세포 사이에 있는

inter, inter, intercellular, intercellular

[성상을 나타내는 접두사]

1. 뜻을 나타내는 용어 : self, own 스스로, 자가

결합 용어▶ auto, idio 오토, 이디오　　　예 : autoantibody 자가항체
idiosyncrasy 특이체질

auto, idio, autoantibody, idiosyncrasy

2. 뜻을 나타내는 용어 : hidden 숨어있는

결합 용어▶ crypto 크립토　　　예 : cryptorchism 잠복 고환

crypto, crypto, cryptorchism, cryptorchism

3. 뜻을 나타내는 용어 : soft 부드러운

결합 용어▶ malaco 말라코　　　예 : osteomalacia 골연화증

malaco, malaco, osteomalacia, osteomalacia

※ 의학 용어를 필기체로 예쁘고 바르게 써 보세요.

4. 뜻을 나타내는 용어 : hard 단단한

결합 용어 ▶ dura 듀라　　　　　　　예 : duraplasty 경질막이식, 경질막성형술

dura, dura, duraplasty, duraplasty

5. 뜻을 나타내는 용어 : new 새로운

결합 용어 ▶ neo 네오　　　　　　　예 : neoplasm 신생물

neo, neo, neoplasm, neoplasm

6. 뜻을 나타내는 용어 : straight, correct 똑바로, 곧은

결합 용어 ▶ ortho 오르쏘　　　　　　예 : orthopnea 앉아 숨쉬기

ortho, ortho, orthopnea, orthopnea

7. 뜻을 나타내는 용어 : equal 같은(크기)

결합 용어 ▶ iso 아이쏘　　　　　　　예 : isoantigen 동종항원

iso, iso, isoantigen, isoantigen

8. 뜻을 나타내는 용어 : same 같은(종류)

결합 용어 ▶ homo 호모　　　　　　　예 : homoeroticism 동성애

homo, homo, homoeroticism

✽✽ 의학 용어를 필기체로 예쁘고 바르게 써 보세요.

9. 뜻을 나타내는 용어 : other, another 다른
결합 용어 ▶ hetero 헤텔로　　　　　　　예 : heteroantigen 이종항원

hetero,　　hetero,　　heteroantigen

10. 뜻을 나타내는 용어 : bent 휘어진
결합 용어 ▶ ankylo 안킬로　　　　　　　예 : ankylosis 관절유착증, 강직(증)

ankylo, ankylo, ankylosis, ankylosis

11. 뜻을 나타내는 용어 : normal 정상
결합 용어 ▶ normo 노모　　　　　　　예 : normotension 정상혈압

normo, normotension, normotension

12. 뜻을 나타내는 용어 : good, well 좋은, 정상
결합 용어 ▶ eu 유　　　　　　　예 : eucapnia 정상이산화탄소혈증

eu, eu, eucapnia, eucapnia, eucapnia

13. 뜻을 나타내는 용어 : difficult, painful, faulty 어려운, 고통스러운, 잘못된
결합 용어 ▶ dys 디스　　　　　　　예 : dysuria 배뇨 곤란

dys, dys, dysuria, dysuria, dysuria

✳ 의학 용어를 필기체로 예쁘고 바르게 써 보세요.

14. 뜻을 나타내는 용어 : bad, disease 나쁜, 질병의

결합 용어 ▶ mal 말   **예** : malaise 권태, 권태감

mal, mal, malaise, malaise, malaise

15. 뜻을 나타내는 용어 : malformation 기형

결합 용어 ▶ terato 테라토   **예** : teratogenesis 기형 발생

terato, terato, teratogenesis, teratogenesis

16. 뜻을 나타내는 용어 : cold 차가운, 한냉의

결합 용어 ▶ cryo 크라이오   **예** : cryotherapy 냉동치료

cryo, cryo, cryotherapy, cryotherapy

17. 뜻을 나타내는 용어 : heat, fire 열성의, 열이 있는

결합 용어 ▶ febro, pyro, thermo, caloro   **예** : febrile 열의, pyrogen 발열 물질
페브로, 파이로, 써모, 칼로로   thermometer 체온계, calory 열량

febrile, pyrogen, thermometer, calory

18. 뜻을 나타내는 용어 : together 함께

결합 용어 ▶ syn, sym, con 신, 심, 콘   **예** : syndrome 증후군, symbiosis 공생
congenital 선천성의

syn, sym, con, syndrome, symbiosis

[-ac, -iac] 엑 예 : cardiac(심장의)
카디엑

[-al] 알 예 : pleural(흉막의)
플루어럴

[-ar] 어 예 : tonsillar(편도선의)
턴쓸러

[-ary] 에리 예 : pulmonary(폐의)
퍼머네리

[-eal] 이일 예 : esophageal(식도의)
에서패지일

[-ic] 익 예 : gastric(위의)
개스트릭

[-ical] 이컬 예 : pathological(병리학의, 병적의)
패셔라지걸

[-oid] 오이드 resembling 닮은, -에 관계된 예 : adenoid(선양의)
아데노이드

[-ose] 오스 예 : adipose(지방질의)
애디포스

[-ous] 어스 예 : mucous(점액질의)
뮤커스

[-tic] 틱 예 : neurotic(신경증에 걸린)
뉴에로틱

해부학용어 병적 상태 접미사 필기체 바르게 쓰기

** 의학 용어를 필기체로 예쁘고 바르게 써 보세요.

[병적 상태를 나타내는 접미사]

1. 뜻을 나타내는 용어 : morbid process 병적 상태

결합 용어 ▶ -esis 이시스   예 : carcinogenesis 발암, 암형성

esis, esis, carcinogenesis, carcinogenesis

2. 뜻을 나타내는 용어 : morbid process 병적 상태

결합 용어 ▶ -iasis 이아시스   예 : cholelithiasis 담석증

iasis, iasis, cholelithiasis, cholelithiasis

3. 뜻을 나타내는 용어 : condition, state 상태, 과정

결합 용어 ▶ -ism 이즘   예 : mannerism 매너리즘, 타성

ism, ism, mannerism, mannerism

4. 뜻을 나타내는 용어 : tumor, swelling 종양

결합 용어 ▶ -oma 오마   예 : lipoma 지방종

oma, oma, oma, lipoma, lipoma, lipoma

5. 뜻을 나타내는 용어 : pain 통증

결합 용어 ▶ -algia 알지아   예 : otalgia 귀통증, 이통

algia, algia, otalgia, otalgia, otalgia

※※ 의학 용어를 필기체로 예쁘고 바르게 써 보세요.

6. 뜻을 나타내는 용어 : tumor, hernia, swelling 종양, 탈출, 종창
결합 용어 ▶ -cele 실　　　　　　　　예 : cystocele 방광탈출(증), 방광류

cele, cele, cystocele, cystocele, cystocele

7. 뜻을 나타내는 용어 : cell 세포
결합 용어 ▶ -cyte 사이트　　　　　　예 : melanocyte 멜라닌 세포

cyte, cyte, melanocyte, melanocyte

8. 뜻을 나타내는 용어 : pain 통증
결합 용어 ▶ -dynia 다니아　　　　　예 : thoracodynia 가슴통증

dynia, dynia, thoracodynia, thoracodynia

9. 뜻을 나타내는 용어 : vomiting 구토
결합 용어 ▶ -emesis 에머시스　　　　예 : hematemesis 토혈

emesis, hematemesis, hematemesis

10. 뜻을 나타내는 용어 : blood, condition 혈액의 상태
결합 용어 ▶ -emia 이미어　　　　　예 : hyperlipemia 고지혈증

emia, emia, hyperlipemia, hyperlipemia

※※ 의학 용어를 필기체로 예쁘고 바르게 써 보세요.

---

11. 뜻을 나타내는 용어 : sense 감각(증)

결합 용어 ▶ -esthesia 에스테시아 　　　　**예** : anesthesia 마취, 무감각증

esthesia, esthesia, anesthesia, anesthesia

---

12. 뜻을 나타내는 용어 : inflammation 염증

결합 용어 ▶ -itis 아이터스 　　　　**예** : appendicitis 충수염

itis, itis, appendicitis, appendicitis

---

13. 뜻을 나타내는 용어 : stone 결석

결합 용어 ▶ -lith 리산 　　　　**예** : nephrolithiasis 콩팥돌증, 신석증

lith, lith, nephrolithiasis, nephrolithiasis

---

14. 뜻을 나타내는 용어 : destruction, separation 용해, 분해

결합 용어 ▶ -lysis 라이시스 　　　　**예** : hemolysis 용혈

lysis, lysis, hemolysis, hemolysis

---

15. 뜻을 나타내는 용어 : softening 연화증

결합 용어 ▶ -malacia 말라시아 　　　　**예** : osteomalacia 뼈무름증, 골연화증

malacia, osteomalacia, osteomalacia

＊＊ 의학 용어를 필기체로 예쁘고 바르게 써 보세요.

16. 뜻을 나타내는 용어 : enlargement 거대증

결합 용어▶ -megaly 메갈리　　　　　예 : acromegaly 말단 비대증

megaly, megaly, acromegaly, acromegaly

17. 뜻을 나타내는 용어 : see 시각(증)

결합 용어▶ -op(s)ia 오피아　　　　　예 : diplopia 겹보임, 복시

opia, opia, opia, diplopia, diplopia

18. 뜻을 나타내는 용어 : birth, labor 분만, 출산

결합 용어▶ -partum 팔텀　　　　　예 : postpartum 산후의

partum, partum, postpartum, postpartum

19. 뜻을 나타내는 용어 : disease 병, 병변

결합 용어▶ -pathy 패시　　　　　예 : myocardiopathy 심근증, 심근장애

pathy, myocardiopathy, myocardiopathy

20. 뜻을 나타내는 용어 : deficiency 결핍, 감소

결합 용어▶ -penia 페니아　　　　　예 : leukopenia 백혈구 감소(증)

penia, penia, leukopenia, leukopenia

✳✳ 의학 용어를 필기체로 예쁘고 바르게 써 보세요.

21. 뜻을 나타내는 용어 : digest 소화
결합 용어 ▶ -pepsia 펩시아   예 : dyspepsia 소화 불량

pepsia, pepsia, dyspepsia, dyspepsia

22. 뜻을 나타내는 용어 : eat 식(증)
결합 용어 ▶ -phagia 페이지아   예 : polyphagia 다식증

phagia, phagia, polyphagia, polyphagia

23. 뜻을 나타내는 용어 : formation 형성, 형성물
결합 용어 ▶ -plasm, 플라즘 -plasia 플라시아   예 : neoplasm 신생물, 종양
　　　　　　　　　　　　　　　　　　　　　　　　neoplasia 종양 형성, 신조직 형성

plasm, plasia, neoplasm, neoplasia

24. 뜻을 나타내는 용어 : paralysis, stroke 마비, 타격
결합 용어 ▶ -plegia 프레지아   예 : hemiplegia 편측 마비, 반신마비

plegia, plegia, hemiplegia, hemiplegia

25. 뜻을 나타내는 용어 : breathe 호흡
결합 용어 ▶ -pnea 피니아   예 : dyspnea 호흡곤란

pnea, pnea, dyspnea, dyspnea

** 의학 용어를 필기체로 예쁘고 바르게 써 보세요.

26. 뜻을 나타내는 용어 : downward displacement 하수
결합 용어▶ -ptosis 토시스   예 : nephroptosis 콩팥처짐증

ptosis, ptosis, nephroptosis, nephroptosis

27. 뜻을 나타내는 용어 : hardening 경화증
결합 용어▶ -sclerosis 스클레로시스   예 : arteriosclerosis 동맥 경화(증)

sclerosis, arteriosclerosis, arteriosclerosis

28. 뜻을 나타내는 용어 : sleep 수면
결합 용어▶ -somnia 썸니아   예 : insomnia 불면증

somnia, somnia, insomnia, insomnia

29. 뜻을 나타내는 용어 : narrowing 협착증
결합 용어▶ -stenosis 스테노시스   예 : bronchostenosis 기관지협착

stenosis, bronchostenosis, bronchostenosis

30. 뜻을 나타내는 용어 : urine condition 소변의 상태
결합 용어▶ -uria 유리아   예 : glycosuria 당뇨

uria, uria, glycosuria, glycosuria

**** 의학 용어를 필기체로 예쁘고 바르게 써 보세요.**

31. 뜻을 나타내는 용어 : discharge 분비물

결합 용어▶ -rrhea 리아   예 : otorrhea 이루, 귀 고름

rrhea,   rrhea,   otorrhea,   otorrhea

[치료·수술을 나타내는 접미사]

1. 뜻을 나타내는 용어 : puncture 천자

결합 용어▶ -centesis 센테시스   예 : amniocentesis 양수천자, 양수 검사

centesis, amniocentesis, amniocentesis

2. 뜻을 나타내는 용어 : excision 절제

결합 용어▶ -ectomy 엑토미   예 : hysterectomy 자궁 절제술

ectomy, hysterectomy, hysterectomy

3. 뜻을 나타내는 용어 : separation 박리

결합 용어▶ -lysis 라이시스   예 : nephrolysis 신장 박리술, 콩팥 박리술

lysis, lysis, nephrolysis, nephrolysis

4. 뜻을 나타내는 용어 : fixation 고정술

결합 용어▶ -pexy 펙시   예 : nephropexy 신 고정술, 콩팥 고정술

pexy, pexy, nephropexy, nephropexy

** 의학 용어를 필기체로 예쁘고 바르게 써 보세요.

5. 뜻을 나타내는 용어 : surgical repair, shaping 성형술, 형성술
결합 용어▶ -plasty 프래시티　　　　　　　예 : angioplasty 혈관성형술

plasty, plasty, angioplasty, angioplasty

6. 뜻을 나타내는 용어 : suture 봉합술
결합 용어▶ -rrhaphy 러피　　　　　　　예 : colporrhaphy 질벽 봉합술, 질 성형술

rrhaphy, colporrhaphy, colporrhaphy

7. 뜻을 나타내는 용어 : artificial opening, anastomosis 누공술, 문합술
결합 용어▶ -stomy 스토미　　　　　　　예 : colostomy 결장조루, 인공항문형성술
　　　　　　　　　　　　　　　　　　　 colocolostomy 결장문합술

stomy, colostomy, colocolostomy

8. 뜻을 나타내는 용어 : incision, section 절개, 절단
결합 용어▶ -tomy 토미　　　　　　　예 : gastrotomy 위절개 (술)

tomy, tomy, gastrotomy, gastrotomy

[진단·검사를 나타내는 접미사]

1. 뜻을 나타내는 용어 : recorded 그림, 도, 기록된 도포
결합 용어▶ -gram 그람　　　　　　　예 : electrocardiogram 심전도

gram, electrocardiogram, electrocardiogram

※ 의학 용어를 필기체로 예쁘고 바르게 써 보세요.

2. 뜻을 나타내는 용어 : instrument for recording 기록하는 도구
결합 용어▶ -graph 그라프　　　　　　예 : phonocardiograph 심장음기록기(심음계)

graph, graph, phonocardiograph

3. 뜻을 나타내는 용어 : method for recording 기록하는 방법
결합 용어▶ -graphy 그라피　　　　　　예 : mammography 유방 조영술, 유방 촬영술

graphy, graphy, mammography

4. 뜻을 나타내는 용어 : instrument for measuring 측정기, 계측기
결합 용어▶ -meter 미터　　　　　　예 : respirometer 호흡계

meter, meter, respirometer, respirometer

5. 뜻을 나타내는 용어 : method for measuring 측정법, 계측법
결합 용어▶ -metry 미트리　　　　　　예 : sphygmomanometry 혈압측정법

metry, metry, sphygmomanometry

6. 뜻을 나타내는 용어 : vision 눈으로 보는 검사
결합 용어▶ -opsy 옵시　　　　　　예 : biopsy 생체 검사

opsy, opsy, biopsy, biopsy, biopsy

** 의학 용어를 필기체로 예쁘고 바르게 써 보세요.

7. 뜻을 나타내는 용어 : instrument for examining 보는 기구
결합 용어▶ -scope 스코프　　　　　예 : laparoscope 복강경, 배안보개

scope, scope, laparoscope, laparoscope

8. 뜻을 나타내는 용어 : method of examining 보는법, 검사법
결합 용어▶ -scopy 스코피　　　　　예 : rhinoscopy 코보개 검사(법)

scopy, scopy, rhinoscopy, rhinoscopy

9. 뜻을 나타내는 용어 : instrument for cutting 절개도구
결합 용어▶ -tome 토메　　　　　예 : dermatome 피부절편기

tome, tome, dermatome, dermatome

[심혈관계통 어근]

1. 뜻을 나타내는 용어 : heart 심장
결합 용어▶ cadio 카디오　　　　　예 : cardiocentesis 심장천자

cadio, cadio, cardiocentesis, cardiocentesis

2. 뜻을 나타내는 용어 : crown 관
결합 용어▶ corono 코로노　　　　　예 : coronary 관상 동맥의

corono, corono, coronary, coronary

✽✽ 의학 용어를 필기체로 예쁘고 바르게 써 보세요.

3. 뜻을 나타내는 용어 : vessel 혈관

결합 용어 ▶ angio, vaso, vasculo
안지오, 바소, 베스큐로

예 : angioma 혈관종 vasoconstriction
혈관 수축, cardiovascular 심혈관의

angioma, vasoconstriction, cardiovascular

4. 뜻을 나타내는 용어 : artery 동맥

결합 용어 ▶ arterio 알테리오

예 : arteriography 동맥조영술, 동맥 촬영법

arterio, arteriography, arteriography

5. 뜻을 나타내는 용어 : vein 정맥

결합 용어 ▶ phlebo 펠보

예 : phlebitis 정맥염

phlebo, phlebo, phlebitis, phlebitis

6. 뜻을 나타내는 용어 : vein 정맥

결합 용어 ▶ veno 베노

예 : venofibrosis 정맥섬유증

veno, veno, venofibrosis, venofibrosis

7. 뜻을 나타내는 용어 : blood 혈액

결합 용어 ▶ hemo, hemato 헤모, 헤마토

예 : hematemesis 토혈

hemo, hemato, hemato, hematemesis

해부학용어 호흡계통 어근 필기체 바르게 쓰기

*** 의학 용어를 필기체로 예쁘고 바르게 써 보세요.

8. 뜻을 나타내는 용어 : stop, control 정지

`결합` `용어` ▶ stasis 스타시스   예 : hemostasis 지혈

stasis, stasis, hemostasis, hemostasis

[호흡계통 어근]

1. 뜻을 나타내는 용어 : nose 코, 비

`결합` `용어` ▶ naso, rhino 나소, 리노   예 : nasoplasty 코성형술, rhinorrhea 비루

naso, rhino, nasoplasty, rhinorrhea

2. 뜻을 나타내는 용어 : wedge 쐐기, 나비

`결합` `용어` ▶ spheno 스피노   예 : sphenoiditis 나비굴염, 접형동염

spheno, spheno, sphenoiditis, sphenoiditis

3. 뜻을 나타내는 용어 : pharynx, thorat 인두

`결합` `용어` ▶ pharyngo 파링고   예 : nasopharyngoscopy 코인두경검사

pharyngo,   nasopharyngoscopy

4. 뜻을 나타내는 용어 : bronchus, windpipe 기관지

`결합` `용어` ▶ broncho 브랑코   예 : bronchodilator 기관지 확장제

broncho, bronchodilator, bronchodilator

** 의학 용어를 필기체로 예쁘고 바르게 써 보세요.

5. 뜻을 나타내는 용어 : air, lung 공기, 폐

결합 용어 ▶ pulmono, pneumono
풀모노, 뉴모노

예 : pulmonary 폐의
pneumonectomy 폐 절제(술)

pulmono, pneumono, pulmonary

6. 뜻을 나타내는 용어 : oxygen 산소

결합 용어 ▶ oxi 옥시

예 : hypoxia 저산소증

oxi, oxi, hypoxia, hypoxia, hypoxia

7. 뜻을 나타내는 용어 : voice 소리, 음

결합 용어 ▶ phonia 포니아

예 : aphonia 무성(증), 실성(증)

phonia, phonia, aphonia, aphonia

[소화계통 어근]

1. 뜻을 나타내는 용어 : mouth 입

결합 용어 ▶ oro, stomato 오레, 스토마토

예 : oropharyngeal 입후두의
stomatitis 구내염

oro, stomato, oropharyngeal, stomatitis

2. 뜻을 나타내는 용어 : tongue 혀

결합 용어 ▶ linguo, glosso 링구오, 글로쏘

예 : sublingual 혀 밑의, 설하선
glossectomy 혀 절제술

linguo, glosso, sublingual, glossectomy

** 의학 용어를 필기체로 예쁘고 바르게 써 보세요.

3. 뜻을 나타내는 용어 : stomach 위

결합 용어▶ gastro 게스트로　　　　　　예 : gastroptosis 위하수

gastro, gastro, gastroptosis, gastroptosis

4. 뜻을 나타내는 용어 : intestine 장

결합 용어▶ entero 엔테로　　　　　　예 : enteroanastomosis 장연결(술)

entero, entero, enteroanastomosis

5. 뜻을 나타내는 용어 : liver 간

결합 용어▶ hepato 헤파토　　　　　　예 : hepatocellular 간세포

hepato, hepatocellular, hepatocellular

6. 뜻을 나타내는 용어 : gallbladder 담낭

결합 용어▶ cholecysto 콜레시스토　　　　　　예 : cholecystorrhaphy 담낭봉합술

cholecysto, cholecysto, cholecystorrhaphy

7. 뜻을 나타내는 용어 : pancreas 췌장, 이자

결합 용어▶ pancreato 판크레아토　　　　　　예 : pancreatography 췌장관조영술

pancreato, pancreato, pancreatography

8. 뜻을 나타내는 용어 : spleen 비장, 지라

결합 용어 ▶ spleno 스플리노   **예** : splenohepatomegaly 비장간비대

spleno, spleno, splenohepatomegaly

9. 뜻을 나타내는 용어 : glucose 포도당

결합 용어 ▶ gluco, glyco 글로코, 글리코   **예** : glucogenesis 포도당 생성
                                                          glycosuria 당뇨

gluco, glyco, glucogenesis, glucogenesis

10. 뜻을 나타내는 용어 : fat, lipids 지방

결합 용어 ▶ lipo, steato 리포, 스티토   **예** : lipoma 지방종
                                                          steatolysis 지질분해, 지방분해

lipo, steato, lipoma, steatolysis

11. 뜻을 나타내는 용어 : abdomen 배, 복부

결합 용어 ▶ lapar, abdomino   **예** : laparoscope 복강경
라파, 애브도미노   abdominocentesis 복부천자

lapar, abdomino, laparoscope, abdominocentesix

[비뇨계통 어근]

1. 뜻을 나타내는 용어 : kidney 신장

결합 용어 ▶ nephro 네프로   **예** : nephrolithiasis 신장결석(증)

nephro, nephrolithiasis, nephrolithiasis

＊＊ 의학 용어를 필기체로 예쁘고 바르게 써 보세요.

2. 뜻을 나타내는 용어 : kidney 신장
결합 용어 ▶ reno 리노　　　　　　　　　예 : renography 콩팥 촬영술

reno, reno, renography, renography

3. 뜻을 나타내는 용어 : urine(urea), urinary tract 소변, 비뇨기
결합 용어 ▶ uro 유로　　　　　　　　　예 : urinalysis 뇨검사

uro, uro, urinalysis, urinalysis

4. 뜻을 나타내는 용어 : bladder 방광
결합 용어 ▶ cysto 시스토　　　　　　　예 : cystoscopy 방광경 검사

cysto, cysto, cystoscopy, cystoscopy

5. 뜻을 나타내는 용어 : urinary bladder 방광
결합 용어 ▶ vesico 베시코　　　　　　예 : vesicovaginal 방광질의

vesico, vesicovaginal, vesicovaginal

6. 뜻을 나타내는 용어 : urination, urine 소변, 뇨
결합 용어 ▶ uria 유리아　　　　　　　예 : proteinuria 단백뇨

uria, uria, proteinuria, proteinuria

✳ 의학 용어를 필기체로 예쁘고 바르게 써 보세요.

[여성생식계통 어근]

1. 뜻을 나타내는 용어 : vagina 질

결합 용어▶ colpo, vagino 콜포, 바기노　　　예 : colporrhaphy 질벽 봉합술, vaginitis 질염

colpo, vagino, colporrhaphy, vaginitis

2. 뜻을 나타내는 용어 : uterus 자궁

결합 용어▶ hystero, metro 히스테로, 메트로　　　예 : hysterectomy 자궁 절제(술)
metrorrhagia 자궁 출혈

hystero, metro, hysterectomy, metrorrhagia

3. 뜻을 나타내는 용어 : ovary 난소

결합 용어▶ ovario, oophoro 오바리오, 오우퍼로　　　예 : oophorectomy 난소 절제(술)

ovario, oophoro, oophorectomy

4. 뜻을 나타내는 용어 : fallopian tube, salpinx 난관

결합 용어▶ salpingo 샐핀고　　　예 : salpingotomy 난관 절개(술)

salpingo, salpingotomy, salpingotomy

5. 뜻을 나타내는 용어 : woman, female 여자

결합 용어▶ gyneco 가이너커　　　예 : gynecomastia 여성형 유방(증)

gyneco, gynecomastia, gynecomastia

해부학용어 신경, 근골격계통 어근 필기체 바르게 쓰기

※※ 의학 용어를 필기체로 예쁘고 바르게 써 보세요.

6. 뜻을 나타내는 용어 : breast 유방

결합 용어▶ mammo, mast 맘모, 마스트　　　예 : mammography 유방 촬영술

mammo, mast, mammography

[신경계통 어근]

1. 뜻을 나타내는 용어 : brain 뇌

결합 용어▶ encephalo 인쎄퍼로　　　예 : encephalitis 뇌염

encephalo, encephalitis, encephalitis

2. 뜻을 나타내는 용어 : nerve 신경

결합 용어▶ neuro 뉴로　　　예 : neuralgia 신경통

neuro, neuro, neuralgia, neuralgia

[근골격계통 어근]

1. 뜻을 나타내는 용어 : bone 뼈, 골

결합 용어▶ osteo 오스테오　　　예 : osteoarthritis 골관절염

osteo, osteoarthritis, osteoarthritis

2. 뜻을 나타내는 용어 : bone marrow spinal cord 골수, 척수

결합 용어▶ myelo 마엘로우　　　예 : myelocyte 골수세포

myelo, myelo, myelocyte, myelocyte

✱✱ 의학 용어를 필기체로 예쁘고 바르게 써 보세요.

3. 뜻을 나타내는 용어 : foot 발, 족
결합 용어▶ pedo, podo 페도, 파도　　　예 : pedopathy 족병, 발병
　　　　　　　　　　　　　　　　　　　　 podiatry 발병학, 발병 치료

pedo,　podo,　pedopathy,　podiatry

4. 뜻을 나타내는 용어 : joint 관절
결합 용어▶ arthro 아스로　　　예 : arthrocentesis 관절천자

arthro, arthrocentesis, arthrocentesis

5. 뜻을 나타내는 용어 : muscle 근육
결합 용어▶ myo 마이오　　　예 : myoma 근종

myo, myo, myoma, myoma, myoma

[피부계통 어근]

1. 뜻을 나타내는 용어 : skin 피부
결합 용어▶ dermo, dermato, cutane　　　예 : dermatology 피부과학
　　　　　　 더마, 더마토, 큐테니　　　　　 subcutaneous 피하의

dermo, dermato, cutane, dermatology

[감각계통(눈, 귀) 어근]

1. 뜻을 나타내는 용어 : hearing 듣다
결합 용어▶ audio, acouso 오디오, 어큐소　　　예 : audiogram 청력도
　　　　　　　　　　　　　　　　　　　　　　 acoustic neuroma 청신경종, 청각종양

audio, acouso, audiogram, acoustic neuroma

※ 의학 용어를 필기체로 예쁘고 바르게 써 보세요.

2. 뜻을 나타내는 용어 : ear 귀

결합 용어 ▶ oto, auro, auri
오투, 아우로, 아우리

예 : otitis 이염, 귓병
auroplasty 귀성형(술)

oto, auro, auri, otitis, auroplasty

3. 뜻을 나타내는 용어 : sound 소리

결합 용어 ▶ sono, phono 쏘노, 포우노

예 : ultrasonography 초음파 촬영술, 초음파 검사
phonocardiogram 심음도

ultrasonography, phonocardiogram

4. 뜻을 나타내는 용어 : eye 눈

결합 용어 ▶ ophthalmo, oculo 옵탈모, 오큐로

예 : ophthalmoscope 검안경

ophthalmo, oculo, ophthalmoscope

[내분비계통 어근]

1. 뜻을 나타내는 용어 : milk 우유

결합 용어 ▶ galacto 갈락토

예 : galactorrhea 유즙 분비증

galacto, galacto, galactorrhea, galactorrhea

2. 뜻을 나타내는 용어 : gland 선

결합 용어 ▶ adeno 아데노

예 : adenoid 선양의 아데노이드의

adeno, adeno, adenoid, adenoid

✻✻ 의학 용어를 필기체로 예쁘고 바르게 써 보세요.

[정신의학계통 어근]

1. 뜻을 나타내는 용어 : mind 정신

결합 용어▶ psycho 싸이코　　　　　　　예 : psychoanalysis 정신 분석

psycho, psychoanalysis, psychoanalysis

2. 뜻을 나타내는 용어 : mind 정신

결합 용어▶ mento 멘토　　　　　　　예 : mental age 정신 연령

mento, mento, mental age, mental age

3. 뜻을 나타내는 용어 : body 신체

결합 용어▶ somato 소마토　　　　　　　예 : psychosomatic disorder
정신신체장애

somato, somato, psychosomatic disorder

4. 뜻을 나타내는 용어 : fear 공포, 두려움

결합 용어▶ phobia 포비아　　　　　　　예 : acrophobia 고소공포증

phobia, acrophobia, acrophobia

5. 뜻을 나타내는 용어 : like 병적 애호

결합 용어▶ philia 필리아　　　　　　　예 : pedophilia 어린이성애증

philia, philia, pedophilia, pedophilia

＊＊ 의학 용어를 필기체로 예쁘고 바르게 써 보세요.

6. 뜻을 나타내는 용어 : produced by 생성, 유발
결합 용어▶ genic 제닉　　　　　　　　　　예 : adipogenic 지방생성의

genic, genic, adipogenic, adipogenic

[종양학계통 어근]

1. 뜻을 나타내는 용어 : cancer 암
결합 용어▶ carcin/o 카르신　　　　　　　예 : carcinogenesis 발암, 암형성

carcin, carcinogenesis, carcinogenesis

2. 뜻을 나타내는 용어 : fibers 섬유
결합 용어▶ fibr/o 피브로　　　　　　　　예 : fibroma 섬유종

fibr, fibr, fibr, fibroma, fibroma, fibroma

3. 뜻을 나타내는 용어 : nipple-like 유두종양
결합 용어▶ papill/o 퍼피로　　　　　　　예 : papilloma 유두종

papill, papill, papilloma, papilloma

[약리학계통 어근]

1. 뜻을 나타내는 용어 : tissue 조직
결합 용어▶ hist/o 히스트　　　　　　　　예 : histology 조직학

hist, hist, histology, histology

*내가 잘 아는 것과 연상 될 수 있게 단어와 결합한다.

1. extensor [익스텐서] 펴짐
   연상 기억 : 춤에 익숙한 댄서가 춤추자고 손을 편다.

2. brevis [브레비스] 짧은
   연상 기억 : 짧은 비스, 나사못을 불속에 비스 버리니, 불에 비스다.

3. abductor [애브닥터] 버림근(외전근)
   연상 기억 : 애비 닥터가 수술을 위해 메스로 피부를 벌린다.

4. adductor [어닥터] 모음근(내전근)
   연상 기억 : 어! 닥터들이 모여 애비 닥터의 수술 자료를 모음.

5. biceps [바이셉스] 이두근
   연상 기억 : 두 갈래로 갈라진 바위가 섹시하게 보인다.

6. triceps [트라이셉스] 삼두근
   연상 기억 : 세 갈래로 갈라진 트라이앵글이 섹시하게 보인다.

7. flexor [플렉서] 굴근
   연상 기억 : 풀에서 운동을 위해 팔을 굽힘.

8. rectus [렉터스] 직근
   연상 기억 : 직선으로 맨, 넥타이가 서니까, 항상 곧은 채로 서있다.

9. oblique [오블릭] 비스듬한 근
   연상 기억 : 자동차가 (빗근)사선으로 미끄러져 오! 브레이크를 밟다.

10. abdominal [어브도미널] 복부의
    연상 기억 : 어부가 도미를 널다. 자신 (복부)배 위에 널다.

11. thoracic [쏘래식] 흉부
    연상 기억 : 소라식으로 가슴에 문신을 새기다.

12. cardi [카디] 심장
    연상 기억 : 신용 카드 많이 쓰면 심장이 떨린다.

13. coma [코마] 혼수
    연상 기억 : 코 막으면 혼수상태가 되다.

14. emergency OP [이머전시 오피] 응급수술
    연상 기억 : 이모! 전시예요. 오! 피나면 응급수술 한다.

15. operation [오플레이션] 수술
    연상 기억 : 수술을 위해, 내 옷을 풀 때, 네 이손이 필요하다.

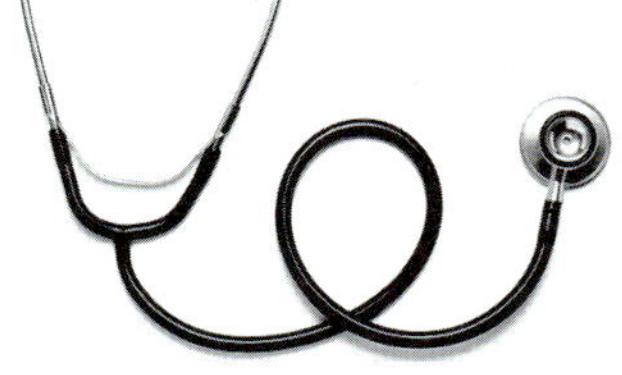

Part 3

뼈대계통의 용어 필기체 쓰기

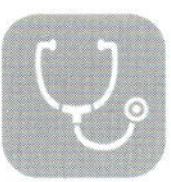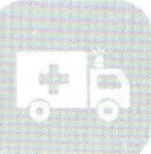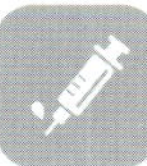
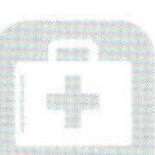

- 얼굴뼈 • 귓속뼈 • 척주(척추)
- 가슴우리(흉곽) • 팔이음뼈
- 자유팔뼈 • 손목뼈
- 다리이음뼈 • 자유다리뼈

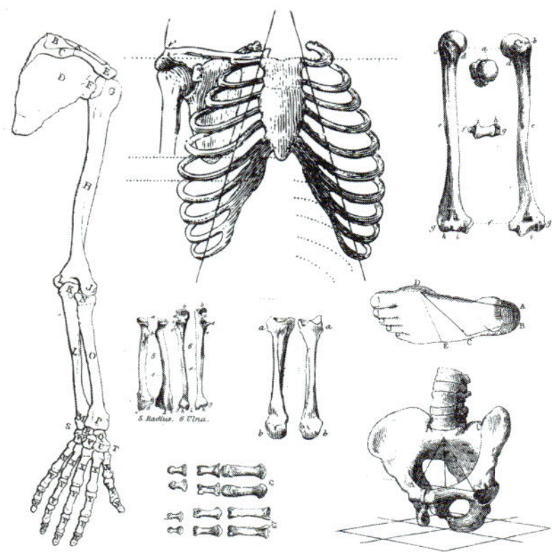

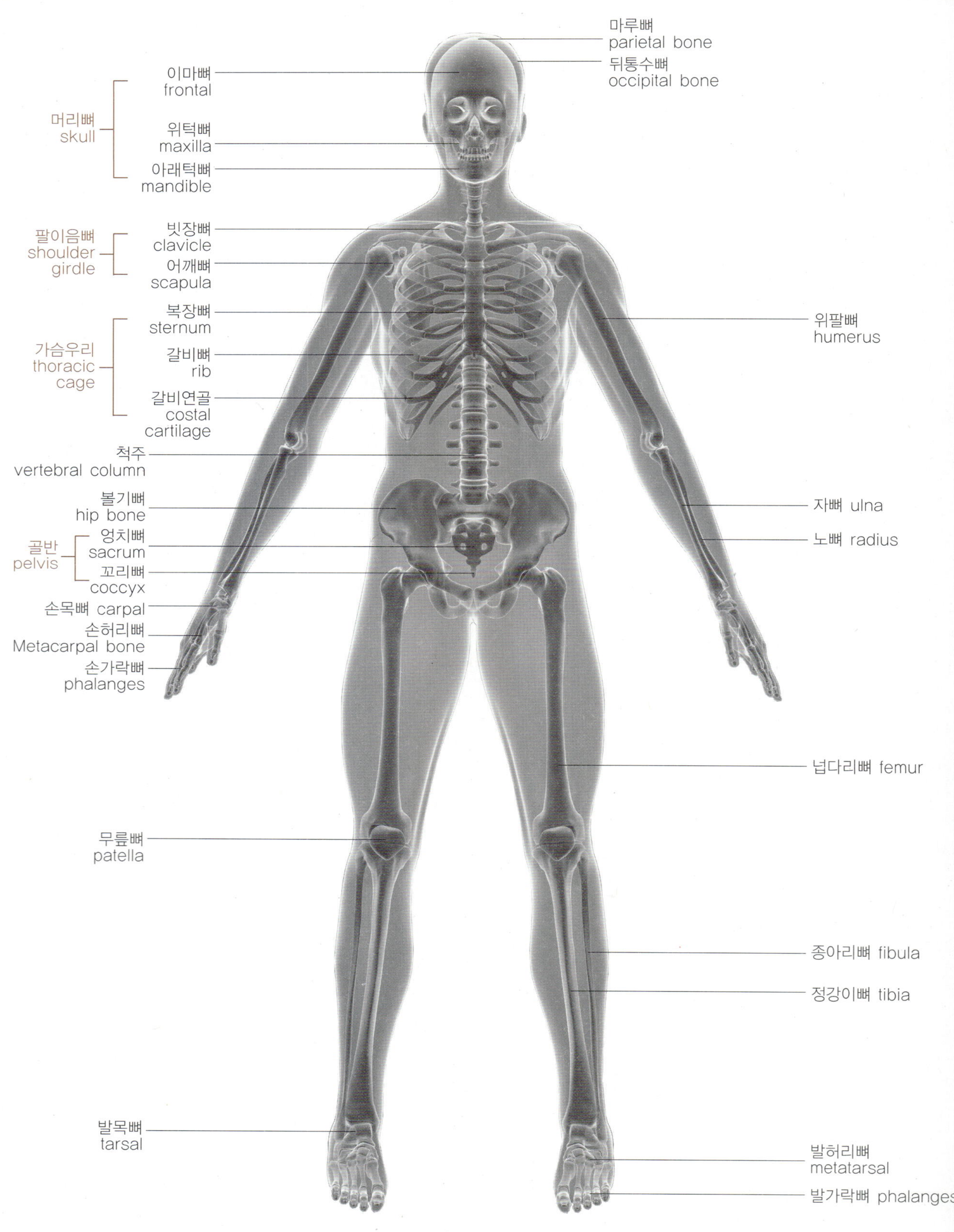
마루뼈
parietal bone
뒤통수뼈
occipital bone
이마뼈
frontal
머리뼈
skull
위턱뼈
maxilla
아래턱뼈
mandible
팔이음뼈
shoulder
girdle
빗장뼈
clavicle
어깨뼈
scapula
복장뼈
sternum
갈비뼈
rib
가슴우리
thoracic
cage
갈비연골
costal
cartilage
척주
vertebral column
볼기뼈
hip bone
엉치뼈
sacrum
골반
pelvis
꼬리뼈
coccyx
손목뼈 carpal
손허리뼈
Metacarpal bone
손가락뼈
phalanges
위팔뼈
humerus
자뼈 ulna
노뼈 radius
넙다리뼈 femur
무릎뼈
patella
종아리뼈 fibula
정강이뼈 tibia
발목뼈
tarsal
발허리뼈
metatarsal
발가락뼈 phalanges

••• 인체 뼈대의 분류와 개수 •••

Ⅰ. 몸통뼈대 [80개]
Axial skeleton

Ⅱ. 팔·다리뼈대 [126개]
Appendicular skeleton

머리뼈	[29개]
1. 뇌머리뼈 Cranial bone	**(8개)**
이마뼈 Frontal bone	1개
마루뼈 Parietal bone	2개
뒤통수뼈 Occipital bone	1개
관자뼈 Temporal bone	2개
나비뼈 Sphenoid bone	1개
벌집뼈 Ethmoid bone	1개
2. 얼굴뼈 Facial bone	**(15개)**
눈물뼈 Lacrimal	2개
광대뼈 Zygomatic	2개
입천장뼈 Palatine	2개
코뼈 Nasal	2개
코선반뼈 Inferior nasal concha	2개
보습뼈 Vomer	1개
위턱뼈 Maxilla	2개
아래턱뼈 Mandible	1개
목뿔뼈 Hyoid	1개
3. 귓속뼈 Auditory ossicle	**(6개)**
망치뼈 Malleus	2개
모루뼈 Incus	2개
등자뼈 Stapes	2개

척주(척추뼈)	[26개]
목뼈 Cervical vertebra	7개
등뼈 Thoracic vertebra	12개
허리뼈 Lumbar vertebra	5개
엉치뼈 Sacrum	1개
꼬리뼈 Coccyx	1개

가슴우리(흉곽뼈)	[25개]
갈비뼈 Rib	24개
복장뼈 Sternum	1개

팔·다리뼈대	[126개]
1. 팔이음뼈 Shoulder girdle	**(4개)**
빗장뼈 Clavicle	2개
어깨뼈 Scapula	2개
2. 자유팔뼈 Bone of upper lime	**(60개)**
위팔뼈 Humerus	2개
노뼈 Radius	2개
자뼈 Ulna	2개
손허리뼈 Metacarpal bone	10개
손가락뼈 Phalanges	28개
손목뼈 Carpal	16개
3. 다리이음뼈 Pelvic girdle	**(2개)**
볼기뼈 Hip bone	2개
(＊3개의 뼈가 융합됨 :	
두덩뼈 Pubis＋엉덩뼈 Ilium＋궁둥뼈 Ischium)	
4. 자유다리뼈 Bone of lower limb	**(60개)**
넙다리뼈 Femur	2개
무릎뼈 Patella	2개
정강이뼈 Tibia	2개
종아리뼈 Fibula	2개
발목뼈 Tarsal	14개
발허리뼈 Metatarsal	10개
발가락뼈 Phalanges	28개

[합계 206개]

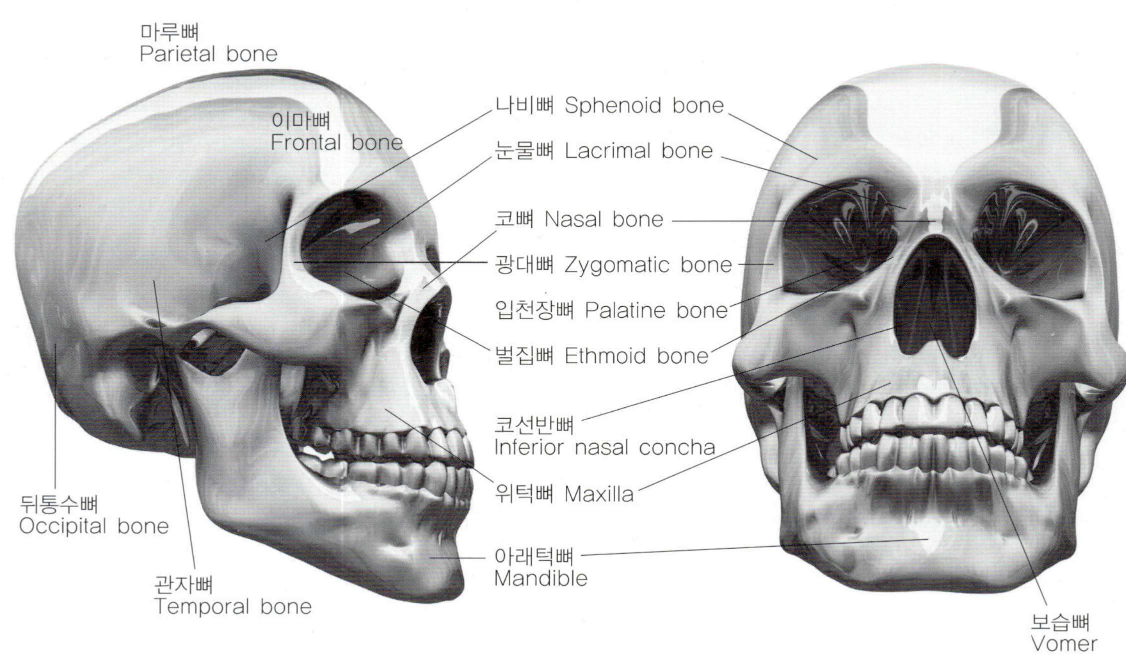

머리뼈와 얼굴뼈 분류 및 개수

뇌머리뼈(Cranial bone)　　6종 8개

이마뼈 Frontal bone·············1개
마루뼈 Parietal bone············2개
관자뼈 Temporal bone···········2개
뒤통수뼈 Occipital bone··········1개
나비뼈 Sphenoid bone···········1개
벌집뼈 Ethmoid bone ··········· 1개

귓속뼈 Auditory ossicle ··········6개

얼굴뼈(Facial bone)　　9종 15개

코뼈 Nasal bone ·················2개
위턱뼈 Maxilla ···················2개
광대뼈 Zygomatic bone···········2개
아래턱뼈 Mandible ···············2개
눈물뼈 Lacrimal bone············2개
입천장뼈 Palatine bone ··········2개
코선반뼈 Inferior nasal concha····2개
보습뼈 Vomer····················1개

목뿔뼈 Hyoid bone ··············1개

뇌머리뼈 Cranial bone [크레니얼 본](6종 8개) 연상 기억

연상하기 : 뇌머리뼈 보고, 그래! 니 얼굴 본 적 있다.

[해부학 용어 한글발음] 한글 유음 인출단서 연상 효과의 기법

1. **이마뼈** Frontal bone [프론틸](1개) 이마에 아마가 아니고 프로는 털이 있다.

2. **마루뼈** Parietal bone [퍼라이어틸](2개) 마루에서 머리털 펴라! 이어서 털을

3. **뒤통수뼈** Occipital bone [악시퍼틸](1개) 뒤통수 털 뽑으면 악 쓰고 싶어 턴 털

4. **관자뼈** Temporal bone [템퍼럴](2개) 관자놀이 (속도)템포는 널 위해서이다.

5. **나비뼈** Sphenoid bone [스피노이드](1개) 나비의 스피드는 노이다.

6. **벌집뼈** Ethmoid bone [애스모이드](1개) 벌집에 S벌들이 애쓰면 꿀이 모이듯

[구조화 연상]

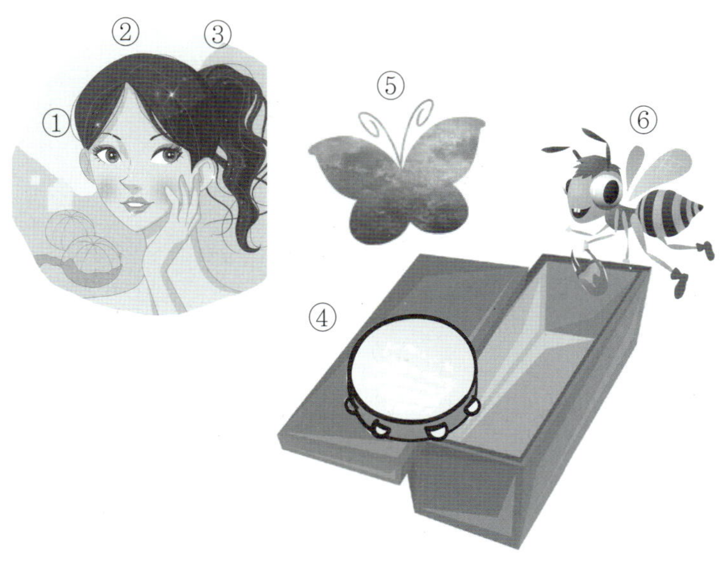

[스토리텔링]

① 이마에서 ② 마루를 넘어 ③ 뒤통수로 내려오다.

관 위에서 템버린 ④ 관자놀이를 하니 ⑤ 나비는 ⑥ 벌집에 앉아있다.

연상하기 : 얼굴뼈 보니 얼굴이 움푹 페이셨다.

[해부학 용어 한글발음] 한글 유음 인출단서 연상 효과의 기법

1. **눈물뼈** Lacrimal bone [래크멀](2개) 눈물은 내! 크면 멀리한다.

2. **광대뼈** Zygomatic bone [자이그 매틱](2개) 광대가 모자이크 한 오토매틱 자동차

3. **입천장뼈** Palatine bone [팰러타인](2개) 내 입천장을 패러디한 타인이 있다.

4. **코뼈** Nasal bone [네이절](2개) 내 코를 보고 넷이 절 한다.

5. **코선반뼈** Inferior nasal concha [인피리얼 네이절 캉커](2개)

   코선반 위에서 (人)인 피리를 부는 얼빠진, 넷이 절하는 킹카가 있다.

6. **보습뼈** Vomer [보우멀](1개) 보습제가 보우하사 멀정하다.

7. **위턱뼈** Maxilla [맥시러](2개) 위턱이 찬 맥주 마시면 난 시러!(싫어)

8. **아래턱뼈** Mandible [맨더블](1개) 아래턱이 두꺼워 맨 아래 더블이 되다.

9. **목뿔뼈** Hyoik [하이오이드](1개) 목뿔에 하이! 하고 오이 드신다.

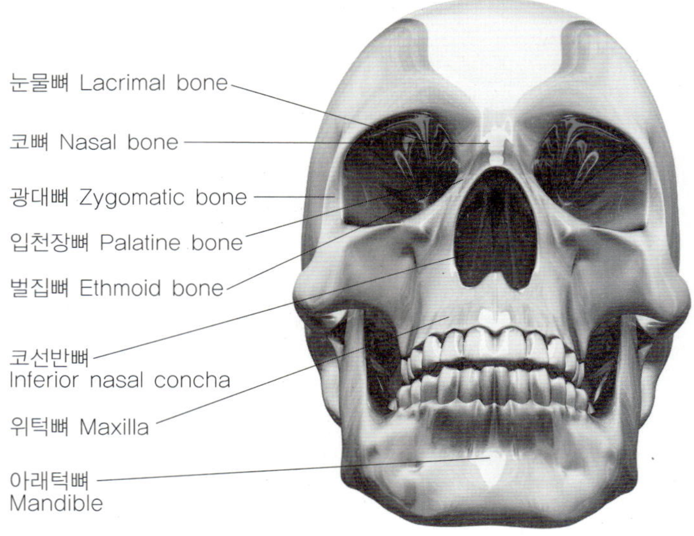

[스토리텔링]

① 눈물이 ② 광대로 내려와서 ③ 입천장으로 들어가 ④ 코를 통하여 ⑤ 코선반으로 나오니

⑥ 보습제를 바르다. ⑦ 위턱 ⑧ 아래턱 밑에 ⑨ 목뿔뼈도 있다.

연상하기 : 귓속이 오디와 토토리 따는데 소리에 아! 시끌거리다.

[해부학 용어 한글발음] 한글 유음 인출단서 연상 효과의 기법

1. **망치뼈** Malleus [메리어스](2개) 망치로 메리야스(속옷)를 두드리다.

2. **모루뼈** Incus [잉커스](2개) 아이가 잘 모루고 잉카스 문명을 설명하다,

   아이가 모르고 잉크를 박카스병에 붓다.

3. **등자뼈** Stapes [스테이피스](2개) 등짝(등자)에 스테이크에 피스(piece 한 조각)를 붙이다.

[구조화 연상]

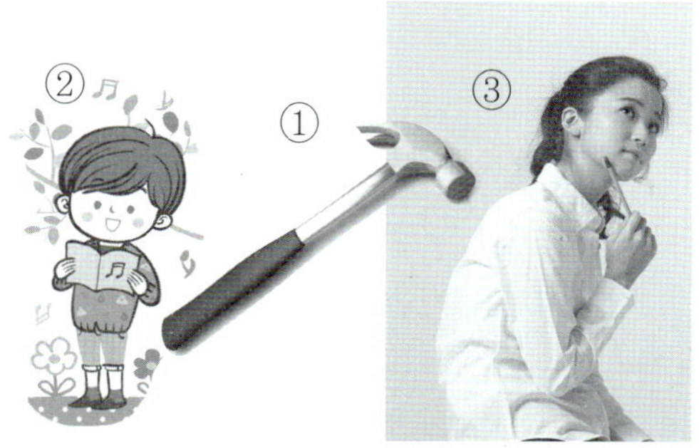

[스토리텔링]

① 망치인지 ② 모르고 ③ 등짝(등자)을 치다.

＊＊ 뼈대계통의 의학용어를 필기체로 예쁘고 바르게 써 보세요.

1. 용어명칭 이마뼈 Frontal bone[프론털]

Frontal bone

2. 용어명칭 마루뼈 Parietal bone[퍼라이어털]

Parietal bone

3. 용어명칭 뒤통수뼈 Occipital bone[악시퍼털]

Occipital bone

4. 용어명칭 관자뼈 Temporal bone[템퍼럴]

Temporal bone

5. 용어명칭 나비뼈 Sphenoid bone[스피노이드]

Sphenoid bone

6. 용어명칭 벌집뼈 Ethmoid bone[애스모이드]

Sphenoid bone

해부학용어 얼굴뼈 필기체 바르게 쓰기

※※ 뼈대계통의 의학용어를 필기체로 예쁘고 바르게 써 보세요.

1. 용어명칭 눈물뼈 Lacrimal bone[래크멀]   2. 용어명칭 입천장뼈 Palatine bone[팰러타인]

Lacrimal

Palatine

3. 용어명칭 광대뼈 Zygomatic bone[자이고 매틱]   4. 용어명칭 코뼈 Nasal bone[네이절]

Zygomatic

Nasal

5. 용어명칭 코선반뼈 Inferior nasal concha[인피리얼 네이절 캉커]

Inferior nasal concha

6. 용어명칭 보습뼈 Vomer[보우머]   7. 용어명칭 위턱뼈 Maxilla[맥실러]

Vomer

Maxilla

8. 용어명칭 아래턱뼈 Mandible[맨더블]   9. 용어명칭 목뿔뼈 Hyoid[하이오이드]

Mandible

Hyoid

해부학용어 귓속뼈 필기체 바르게 쓰기

1. 용어명칭 망치뼈 Malleus[멜리어스]

Malleus Malleus Malleus Malleus

2. 용어명칭 모루뼈 Incus[잉커스]

Incus Incus Incus Incus Incus

3. 용어명칭 등자뼈 Stapes[스테이피스]

Stapes Stapes Stapes Stapes

해부학용어 척주(척추뼈) 필기체 바르게 쓰기

1. 용어명칭 목뼈 Cervical vertebra[서비컬 버티브라]

Cervical vertebra

2. 용어명칭 등뼈 Thoracic vertebra[쏘래식 버티블라]

Thoracic vertebra

3. 용어명칭 허리뼈 Lumbar vertebra[럼버 버티브라]

Lumbar vertebra

4. 용어명칭 엉치뼈 Sacrum[새크럼]

Sacrum

5. 용어명칭 꼬리뼈 Coccyx[칵식스]

Coccyx

✱✱ 뼈대계통의 의학용어를 필기체로 예쁘고 바르게 써 보세요.

1. **용어명칭** 갈비뼈 Rib[립]

Rib   Rib   Rib   Rib   Rib   Rib   Rib

2. **용어명칭** 복장뼈 Sternum[스터넘]

Sternum   Sternum   Sternum

✱✱ 뼈대계통의 의학용어를 필기체로 예쁘고 바르게 써 보세요.

1. 용어명칭 빗장뼈 Clavicle[클래비클]

Clavicle Clavicle Clavicle Clavicle

2. 용어명칭 어깨뼈 Scapula[스캐퓰러]

Scapula Scapula Scapula Scapula

** 뼈대계통의 의학용어를 필기체로 예쁘고 바르게 써 보세요.

1. 용어명칭 위팔뼈 Humerus[휴머러스]

Humerus

2. 용어명칭 노뼈 Radius[레이디어스]

Radius

3. 용어명칭 자뼈 Ulna[얼나]

Ulna

4. 용어명칭 손목뼈 Carpal[카펄]

Carpal

5. 용어명칭 손허리뼈 Metacarpal[메디카펄]

Metacarpal

6. 용어명칭 손가락뼈 Phalanx[패일랭스]

Phalanx

해부학용어 손목뼈 필기체 바르게 쓰기

[몸쪽 4개]

1. 용어명칭 손배뼈 Scaphoid[스캐포이드]   2. 용어명칭 반달뼈 Lunate[루네이트]

Scaphoid   Lunate

3. 용어명칭 세모뼈 Triquetrum[트라이키트럼]   4. 용어명칭 콩알뼈 Pisiform[파이서폼]

Triquetrum   Pisiform

[먼쪽 4개]

1. 용어명칭 큰마름뼈 Trapezium[트러피지엄]   2. 용어명칭 작은마름뼈 Trapezoid[트러퍼조이드]

Trapezium   Trapezoid

3. 용어명칭 알머리뼈 Capitate[캐피테이트]   4. 용어명칭 갈고리뼈 Hamate[헤이메이트]

Capitate   Hamate

[손가락뼈 3개]

1. 용어명칭 첫마디뼈 Proximal[프락스멀]   2. 용어명칭 중간마디뼈 Middle[미들]
3. 용어명칭 끝마디뼈 Distal[디스털]

Proximal   Middle   Distal

해부학용어 다리이음뼈 필기체 바르게 쓰기

1. 용어명칭 볼기뼈 Hip bone[힙 본]

Hip bone

Hip bone

[아래 3개의 뼈가 융합됨]
2. 용어명칭 두덩뼈 Pubis[퓨비스]

Pubis

3. 용어명칭 엉덩뼈 Ilium[일리엄]

Ilium

4. 용어명칭 궁둥뼈 Ischium[이스키엄]

Ischium

해부학용어 자유다리뼈 필기체 바르게 쓰기

 뼈대계통의 의학용어를 필기체로 예쁘고 바르게 써 보세요.

1. 용어명칭 넙다리뼈 Femur[피머]

Femur

2. 용어명칭 무릎뼈 Patella[페텔러]

Patella

3 용어명칭 정강이뼈 Tibia[티비어]

Tibia

4. 용어명칭 종아리 Fibula[피블러]

Fibula

5. 용어명칭 발목뼈 Tarsal[탈설]

Tarsal

6. 용어명칭 발허리뼈 Metatarsal[메타타설]

Metatarsal

7. 용어명칭 발가락뼈 Phalanx[패일랭]

Phalanx

8. 용어명칭 목발뼈 Tarsal[테일러스]

Tarsal

9. 용어명칭 발꿈치뼈 Calcaneus[캘케이니어스]

Calcaneus

10. 용어명칭 발배뼈 Navicular[네비큘러]

Navicular

11. 용어명칭 입방뼈 Cuboid[큐보이드]

Cuboid

12. 용어명칭 가쪽쐐기뼈 Lateral cuneiform[래터널 큐니어폼]

Lateral cuneiform

13. 용어명칭 중간쐐기뼈 Intermediate cuneiform[인터미디잇 큐니어폼]

Intermediate cuneiform

14. 용어명칭 안쪽쐐기뼈 Medial cuneiform[미디얼 큐니어폼]

Medial cuneiform

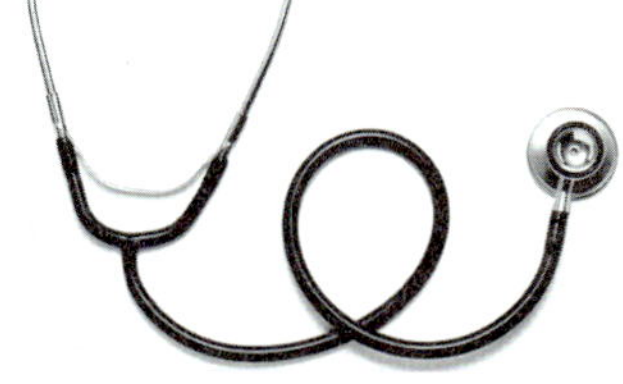

Part **4**

근육계통의 용어
필기체 쓰기

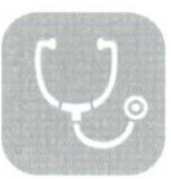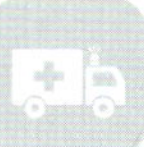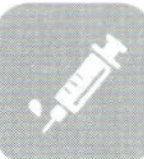
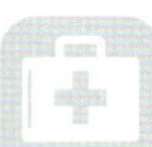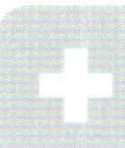

• 머리근육 • 목근육
• 가슴근육 • 등근육
• 샅근육 • 팔근육 • 다리근육

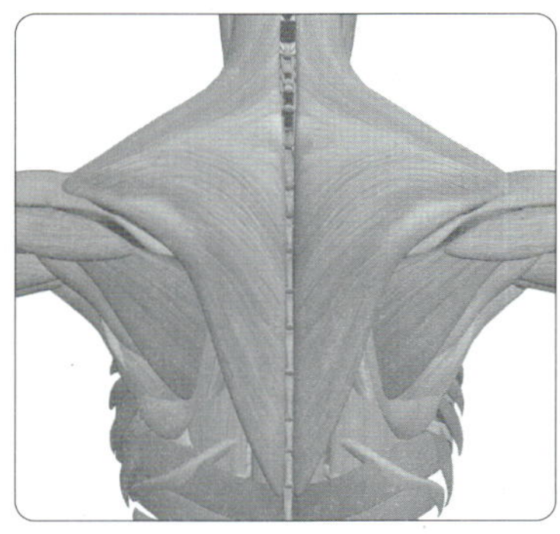

해부학용어 머리근육 필기체 바르게 쓰기

※※ 근육계통의 의학용어를 필기체로 예쁘고 바르게 써 보세요.

[머리근육 Muscles of the head]

1. 용어명칭 머리덮개근육 muscles of the scalp[머슬 오브 더 스캘프]

muscles of the scalp

2. 용어명칭 뒤통수이마근 occipitofrontalis[옥시피토프론탈리스]

occipitofrontalis

3. 용어명칭 관자마루근 temporoparietalis[템포로퍼라어리어탈리스]

temporoparietalis

4. 용어명칭 눈꺼풀의 근육 muscles of the palpebra[팔퍼브라]

muscles of the palpebra

5. 용어명칭 눈둘레근 orbicularisoculi[오비큐래리스 오큐라이]

orbicularisoculi

＊＊ 근육계통의 의학용어를 필기체로 예쁘고 바르게 써 보세요.

6. 용어명칭 눈꺼풀올림근 levator palpebrae superioris
[리베이터 팔퍼브리 수피어리어리스]

levator palpebrae superioris

7. 용어명칭 눈썹주름근 corrugator supercilii[코러게이터 수퍼실리]

corrugator supercilii

8. 용어명칭 눈썹내림근 depressor supercilii[디프레서 수퍼실리]

depressor supercilii

9. 용어명칭 안구의 근육 muscles of the eyeball[아이볼]

muscles of the eyeball

10. 용어명칭 위곧은근 superior rectus[수피어리어 렉터스]

superior rectus

** 근육계통의 의학용어를 필기체로 예쁘고 바르게 써 보세요.

11. 용어명칭 아래곧은근 inferior rectus[인피어리어 렉터스]

inferior rectus

12. 용어명칭 안쪽곧은근 medial rectus[미디얼 렉터스]

medial rectus

13. 용어명칭 가쪽곧은근 lateral rectus[레터럴 렉터스]

lateral rectus

14. 용어명칭 위빗근 superior oblique[수피어리어 오브릭]

superior oblique

15. 용어명칭 아래빗근 inferior oblique[인피어리어 오브릭]

inferior oblique

해부학용어 머리근육 필기체 바르게 쓰기

✽✽ 근육계통의 의학용어를 필기체로 예쁘고 바르게 써 보세요.

16. 용어명칭 입의 근육 muscles of mouth[머슬 오브 마우스]

muscles of mouth

17. 용어명칭 입둘레근 orbicularis oris[오비큐레리스 오리스]

orbicularis oris

18. 용어명칭 볼근 buccinator[벅시네이터]

buccinator

19. 용어명칭 큰광대근 zygomaticus major[자이고매티쿠스 메이저]

zygomaticus major

20. 용어명칭 작은광대근 zygomaticus minor[자이고매티쿠스 마이너]

zygomaticus minor

21. 용어명칭 위입술올림근 levator labii superioris[리베이터 레이비 수피어리어리스]

levator labii superioris

22. 용어명칭 위입술콧방울올림근 Levator labii superioris alaeque nasi
[리베이터 레이비 수피어리어리스 엘리퀴 네이지]

Levator labii superioris alaeque nasi

23. 용어명칭 입꼬리올림근 levator anguli oris[리베이터 앤귤라이 오리스]

levator anguli oris

24. 용어명칭 입꼬리당김근 risorius[라이소리어스]

risorius

25. 용어명칭 입꼬리내림근 depressor anguli oris[디프레서 앤귤라이 오리스]

depressor anguli oris

26. 용어명칭 아랫입술내림근 depressor labii inferioris[디프레서 레이비 인피어리어스]

depressor labii inferioris

27. 용어명칭 턱끝근 mentalis[멘테일리스]

mentalis

28. 용어명칭 씹기근육 muscles of mastication[머슬 오브 매스터케이션]

muscles of mastication

29. 용어명칭 깨물근 masseter[매시터]

masseter

30. 용어명칭 관자근 temporalis[템포라리스]

temporalis

** 근육계통의 의학용어를 필기체로 예쁘고 바르게 써 보세요.

31. 용어명칭 안쪽날개근 medial pterygoid[미디얼 테리고이드]

medial pterygoid

32. 용어명칭 가쪽날개근 lateral pterygoid[레터럴 테리고이드]

lateral pterygoid

[목근육 Muscles of the neck]

1. 용어명칭 얕은목근육 superficial cervical muscles[수퍼피셜 써비컬]

superficial cervical muscles

2. 용어명칭 넓은목근 platysma[플러티스마]

platysma

3. 용어명칭 목빗근 sternocleidomastoid[스터노클라이도마스토이드]

sternocleidomastoid

4. 용어명칭 척주앞근육 anterior verterbral muscles[앤터어리어 버터브럴]

anterior verterbral muscles

5. 용어명칭 목긴근 longus colli[렁거스 콜리]

longus colli

6. 용어명칭 머리긴근 longus capitis[렁거스 캐피티스]

longus capitis

7. 용어명칭 앞머리곧은근 rectus capitis anterior[렉터스 캐피티스 앤티어리어]

rectus capitis anterior

8. 용어명칭 가쪽머리곧은근 rectus capitis lateralis[렉터스 캐피티스 래터레일리스]

rectus capitis lateralis

** 근육계통의 의학용어를 필기체로 예쁘고 바르게 써 보세요.

9. 용어명칭 척추가쪽근육 lateral vertebral muscles[레터럴 버터브럴]

lateral vertebral muscles

10. 용어명칭 앞목갈비근 scalenus anterior[스케일리너스 앤티어리어]

scalenus anterior

11. 용어명칭 중간목갈비근 scalenus medius[스케일리너스 미디어스]

scalenus medius

[가슴근육 Muscles of the thorax]

1. 용어명칭 뒤목갈비근 scalenus posterior[스케일리너스 포스티어리어]

scalenus posterior

2. 용어명칭 얕은가슴근육 superficial thoracic muscles[수퍼피셜 쏘래식]

superficial thoracic muscles

✻✻ 근육계통의 의학용어를 필기체로 예쁘고 바르게 써 보세요.

3. 용어명칭 큰가슴근 pectoralis major[팩토레일리스 메이저]

pectoralis major

4. 용어명칭 작은가슴근 pectoralis minor[팩토레일리스 마이너]

pectoralis minor

5. 용어명칭 앞톱니근 serratus anterior[쎄래터스 앤티어리어]

serratus anterior

6. 용어명칭 빗장밑근 subclavius[써브크레비어스]

subclavius

7. 용어명칭 깊은가슴근육 deep thoracic muscles[딥 쏘래식]

deep thoracic muscles

** 근육계통의 의학용어를 필기체로 예쁘고 바르게 써 보세요.

8. 용어명칭 바깥갈비사이근 external intercostal[익스터널 인터커스탈]

external intercostal

9. 용어명칭 속갈비사이근 internal intercostal[인터널 인터커스탈]

internal intercostal

10. 용어명칭 갈비밑근 subcostales[써브코스탈리스]

subcostales

11. 용어명칭 가슴가로근 transversus thoracis[트랜스버서스 쏘래식]

transversus thoracis

12. 용어명칭 갈비올림근 levatores costarum[리베이터스 코스터럼]

levatores costarum

** 근육계통의 의학용어를 필기체로 예쁘고 바르게 써 보세요.

13. 용어명칭 앞배벽근육 anterior abdominal muscles[앤터리얼 어부도미널]

anterior abdominal muscles

14. 용어명칭 배바깥빗근 external abdominal oblique[익스터널 어브도미널 어블릭]

external abdominal oblique

15. 용어명칭 배속빗근 internal abdominal oblique[인터널 어브도미널 오블릭]

internal abdominal oblique

16. 용어명칭 배가로근 transversus abdominis[트랜스버서스 어브도미니스]

transversus abdominis

17. 용어명칭 배곧은근 rectus abdominis[렉터스 어브도미니스]

rectus abdominis

해부학용어 등근육 필기체 바르게 쓰기

※※ 근육계통의 의학용어를 필기체로 예쁘고 바르게 써 보세요.

18. 용어명칭 배세모근 pyramidalis[피라미데일리스]

pyramidalis

[등근육 Muscles of the back]

1. 용어명칭 얕은등근육 superficial dorsal muscles[수퍼피셜 도살]

superficial dorsal muscles

2. 용어명칭 등세모근 trapezius[트라피지어스]

trapezius

3. 용어명칭 넓은등근 latissimus dorsi[래티스머스 도시]

latissimus dorsi

4. 용어명칭 어깨올림근 levator scapulae[리베이터 스카풀리]

levator scapulae

5. 용어명칭 작은마름근 rhomboid minor[람보이드 마이너]

rhomboid minor

6. 용어명칭 큰마름근 rhomboid major[람보이드 메이저]

rhomboid major

7. 용어명칭 깊은등근육 deep dorsal muscles[딥 도살]

deep dorsal muscles

8. 용어명칭 머리널판근 splenius capitis[스플리니어스 캐피티스]

splenius capitis

9. 용어명칭 목널판근 splenius cervicis[스플리니어스 써비시스]

splenius cervicis

10. 용어명칭 척주세움근 erector spinae[이렉터 스파이나]

erector spinae

11. 용어명칭 엉덩갈비근 iliocostalis[일리오코스테일리스]

iliocostalis

12. 용어명칭 가장긴근 longissimus[랑지스머스]

longissimus

13. 용어명칭 가시근 spinalis[스파이네일리스]

spinalis

14. 용어명칭 가로돌기가시근 transversospinalis[트랜스비소스파이네일리스]

transversospinalis

해부학용어 샅근육 필기체 바르게 쓰기

15. 용어명칭 반가시근 semispinalis[세미스파이네일리스]

semispinalis

16. 용어명칭 뭇갈래근 multifidus[멀티피더스]

multifidus

[샅근육 muscles of perineum]

1. 용어명칭 샅의 근육 muscles of perineum[페러니엄]

muscles of perineum

2. 용어명칭 항문올림근 levator ani[리베이터 아니]

levator ani

3. 용어명칭 꼬리근 coccygeus[칵시지어스]

coccygeus

4. 용어명칭 요도조임근 urethral sphincter[유리스럴 스핑크터]

urethral sphincter

5. 용어명칭 망울해면체근 bulbospongiosus[벌보우스지오우서스]

bulbospongiosus

6. 용어명칭 궁둥해면체근 ischiocavernosus[이스키오우캐버노우서스]

ischiocavernosus

[팔근육 muscles of upper limb]

1. 용어명칭 어깨의 근육 muscles of shoulder[숄더]

muscles of shoulder

2. 용어명칭 어깨세모근 deltoid[델토이드]

deltoid

해부학용어 팔근육 필기체 바르게 쓰기

3. 용어명칭 어깨밑근 subscapularis[써브스캐퓨래리스]

subscapularis

4. 용어명칭 가시위근 supraspinatus[수프러스파이네이터스]

supraspinatus

5. 용어명칭 가시아래근 infraspinatus[인프라스파이네이터스]

infraspinatus

6. 용어명칭 작은원근 teres minor[테리스 마이너]

teres minor

7. 용어명칭 큰원근 teres major[테리스 메이저]

teres major

✽✽ 근육계통의 의학용어를 필기체로 예쁘고 바르게 써 보세요.

8. 용어명칭 팔근육 muscles of arm[암]

muscles of arm

9. 용어명칭 부리위팔근 coracobrachialis[코라코브레이키어리스]

coracobrachialis

10. 용어명칭 위팔두갈래근 biceps brachii[바이셉스 브레이키]

biceps brachii

11. 용어명칭 위팔근 brachialis[브레이키얼리스]

brachialis

12. 용어명칭 위팔세갈래근 triceps brachii[트라이셉스 브레이키]

triceps brachii

13. 용어명칭 팔꿈치근 anconeus[앵코우니어스]

anconeus

14. 용어명칭 아래팔의 굽힘근 flexor of the forearm[플랙서 포람]

flexor of the forearm

15. 용어명칭 원엎침근 pronator teres[프로네이터 테리스]

pronator teres

16. 용어명칭 노쪽손목굽힘근 flexor carpi radialis[플렉서 카피 레이디어리스]

flexor carpi radialis

17. 용어명칭 긴손바닥근 palmaris longus[팔머리스 랑거스]

palmaris longus

❋❋ 근육계통의 의학용어를 필기체로 예쁘고 바르게 써 보세요.

18. 용어명칭 얕은손가락굽힘근 flexor digitorum superficialis
[플렉서 디지타럼 수퍼피시아리스]

flexor digitorum superficialis

19. 용어명칭 자쪽손목굽힘근 flexor carpi ulnaris[플렉서 카피 얼너리스]

flexor carpi ulnaris

20. 용어명칭 깊은손가락굽힘근 flexor digitorum profundus
[플렉서 디지타럼 프로펀더스]

flexor digitorum profundus

21. 용어명칭 긴엄지굽힘근 flexor pollicis longus[플렉서 폴리시스 랑거스]

flexor pollicis longus

22. 용어명칭 네모엎침근 pronator quadratus[프로네이터 쿼드리터스]

pronator quadratus

※※ 근육계통의 의학용어를 필기체로 예쁘고 바르게 써 보세요.

23. 용어명칭 아래팔의 폄근 extensors of forearm[익스텐서 포럼]

extensors of forearm

24. 용어명칭 위팔노근 brachioradialis[브라키오레이디어리스]

brachioradialis

25. 용어명칭 긴노쪽손목폄근 extensor carpi radialis longus
[익스텐서 카피 레이디어리스 랑거스]

extensor carpi radialis longus

26. 용어명칭 짧은노쪽손목폄근 extensor carpi radialis brevis
[익스텐서 카피 레이디어리스 브레비스]

extensor carpi radialis brevis

27. 용어명칭 손가락폄근 extensor digitorum[익스텐서 디지타럼]

extensor digitorum

28. 용어명칭 새끼폄근 extensor digiti minimi[익스텐서 디지티 미니미]

extensor digiti minimi

29. 용어명칭 자쪽손목폄근 extensor carpi ulnaris[익스텐서 카피 얼너리스]

extensor carpi ulnaris

30. 용어명칭 손뒤침근 supinator[수피네이터]

supinator

31. 용어명칭 긴엄지벌림근 abductor pollicis longus[애브덕터 폴리시스 랑거스]

abductor pollicis longus

32. 용어명칭 짧은엄지폄근 extensor pollicis brevis[익스텐서 폴리시스 브레비스]

extensor pollicis brevis

＊＊ 근육계통의 의학용어를 필기체로 예쁘고 바르게 써 보세요.

33. **용어명칭** 긴엄지폄근 extensor pollicis longus[익스텐서 폴리시스 랑거스]

extensor pollicis longus

34. **용어명칭** 집게폄근 extensor indicis[익스텐서 인딕시스]

extensor indicis

35. **용어명칭** 엄지두덩근 thenar muscles[씨널]

thenar muscles,　　　*thenar muscles*

36. **용어명칭** 짧은엄지벌림근 abductor pollicis brevis[애브덕터 폴리시스 브레비스]

abductor pollicis brevis

37. **용어명칭** 짧은엄지굽힘근 flexor pollicis brevis[플렉서 폴리시스 브레비스]

flexor pollicis brevis

38. 용어명칭 엄지맞섬근 opponens pollicis[어퍼우넨스 폴리시스]

opponens pollicis

39. 용어명칭 엄지모음근 adductor pollicis[어닥터 폴리시스]

adductor pollicis

40. 용어명칭 중간근육 intermediate muscles[인터미디엇]

intermediate muscles

41. 용어명칭 벌레근 lumbricales[럼브리컬레스]

lumbricales

42. 용어명칭 바닥쪽뼈사이근 palmar interosseus[팔머 인터라시우스]

palmar interosseus

✱✱ 근육계통의 의학용어를 필기체로 예쁘고 바르게 써 보세요.

43. 용어명칭 등쪽뼈사이근 dorsal interosseus[도설 인터라시우스]

`dorsal interosseus`

44. 용어명칭 새끼두덩근 hypothenar muscles[하이포쎄나]

`hypothenar muscles`

45. 용어명칭 새끼벌림근 abductor digiti minimi[애브닥터 디지티 미니미]

`abductor digiti minimi`

46. 용어명칭 짧은새끼굽힘근 flexor digiti minimi brevis
[플렉서 디지티 미니미 브레비스]

`flexor digiti minimi brevis`

47. 용어명칭 새끼맞섬근 opponens digiti minimi[어퍼우넨스 디지티 미니미]

`opponens digiti minimi`

** 근육계통의 의학용어를 필기체로 예쁘고 바르게 써 보세요.

48. 용어명칭 짧은손바닥근 palmaris brevis[팔머리스 브레비스]

palmaris brevis

[다리근육 muscles of lower limb]

1. 용어명칭 엉덩이의 근 muscles of iliac region[일리애크 리전]

muscles of iliac region

2. 용어명칭 엉덩근 iliacus[일리애커스]

iliacus

3. 용어명칭 큰허리근 psoas major[쏘우어스 메이저]

psoas major

4. 용어명칭 작은허리근 psoas minor[쏘우어스 마이너]

psoas minor

5. 용어명칭 볼기의 근육 muscles of gluteal region[글루터얼 리전]

muscles of gluteal region

6. 용어명칭 큰볼기근 gluteus maximus[글루티어스 맥시머스]

gluteus maximus

7. 용어명칭 중간볼기근 gluteus medius[글루티어스 미디어스]

gluteus medius

8. 용어명칭 작은볼기근 gluteus minimus[글루티어스 미니머스]

gluteus minimus

9. 용어명칭 넙다리근막긴장근 tensor fasciae latae[텐서 패시어 래터]

tensor fasciae latae

** 근육계통의 의학용어를 필기체로 예쁘고 바르게 써 보세요.

10. 용어명칭 궁둥구멍근 piriform[피리폼]

piriform

11. 용어명칭 속폐쇄근 internal obturator[인터널 옵투레이터]

internal obturator

12. 용어명칭 바깥폐쇄근 external obturator[익스터널 옵투레이터]

external obturator

13. 용어명칭 위쌍동이근 superior gemellus[수퍼리어 게멜러스]

superior gemellus

14. 용어명칭 아래쌍동이근 inferior gemellus[인피어리어 게멜러스]

inferior gemellus, inferior gemellus

15. 용어명칭 넙다리네모근 quadratus femoris[쿼드라투스 페머리스]

quadratus femoris

16. 용어명칭 넓적다리의 근육 muscles of thigh[머슬 오브 따이]

muscles of thigh

17. 용어명칭 넙다리빗근 sartorius[살토리우스]

sartorius

18. 용어명칭 넙다리네갈래근 quadriceps femoris[쿼드리셉스 페머리스]

quadriceps femoris

19. 용어명칭 넙다리곧은근 rectus femoris[렉터스 페머리스]

rectus femoris

** 근육계통의 의학용어를 필기체로 예쁘고 바르게 써 보세요.

20. 용어명칭 가쪽넓은근 vastus lateralis[배스터스 래터럴리스]

vastus lateralis

21. 용어명칭 중간넓은근 vastus intermedius[배스터스 인터미디어스]

vastus intermedius

22. 용어명칭 안쪽넓은근 vastus medialis[배스터스 미디얼리스]

vastus medialis

23. 용어명칭 두덩근 pectineus[펙티니우스]

pectineus

24. 용어명칭 두덩정강근 gracilis[그래서리스]

gracilis

** 근육계통의 의학용어를 필기체로 예쁘고 바르게 써 보세요.

25. 용어명칭 긴모음근 adductor longus[어닥터 렁거스]

adductor longus

26. 용어명칭 짧은모음근 adductor brevis[어닥터 브레비스]

adductor brevis

27. 용어명칭 큰모음근 adductor magnus[어닥터 매그너스]

adductor magnus

28. 용어명칭 넙다리두갈래근 biceps femoris[바이셉스 페머리스]

biceps femoris

29. 용어명칭 반힘줄근 semitendinosus[세미텐디노서스]

semitendinosus

**** 근육계통의 의학용어를 필기체로 예쁘고 바르게 써 보세요.**

30. 용어명칭 반막근 semimembranosus[세미멤브러노서스]

semimembranosus

31. 용어명칭 종아리의 근육 muscles of leg[레그]

muscles of leg

32. 용어명칭 앞정강근 tibialis anterior[티비알리스 앤티어리어]

tibialis anterior

33. 용어명칭 긴발가락폄근 extensor digitorum longus[익스텐서 디지타럼 렁거스]

extensor digitorum longus

34. 용어명칭 셋째종아리근 peroneus tertius[페러니어스 테르시어스]

peroneus tertius

✻✻ 근육계통의 의학용어를 필기체로 예쁘고 바르게 써 보세요.

35. 용어명칭 긴엄지폄근 extensor hallucis longus[익스텐서 할루시스 렁거스]

extensor hallucis longus

36. 용어명칭 긴종아리근 peroneus longus[페러니어스 렁거스]

peroneus longus

37. 용어명칭 짧은종아리근 peroneus brevis[페러니어스 브레비스]

peroneus brevis

38. 용어명칭 종아리세갈래근 triceps surae[트라이셉스 슈리]

triceps surae

39. 용어명칭 장딴지근 gastroc-nemius[개스트록 니미어스]

gastroc nemius

40. 용어명칭 가자미근 soleus[쏘우리어스]

soleus

41. 용어명칭 장딴지빗근 plantaris[플란테리스]

plantaris

42. 용어명칭 긴발가락굽힘근 flexor digitorum longus[플렉서 디지타럼 렁거스]

flexor digitorum longus

43. 용어명칭 긴엄지굽힘근 flexor hallucis longus[플렉서 할루시스 렁거스]

flexor hallucis longus

44. 용어명칭 뒤정강근 tibialis posterior[티비알리스 포스티어리어]

tibialis posterior

해부학용어 다리근육 필기체 바르게 쓰기

45. 용어명칭 오금근 popliteus[파플리티어스]

popliteus

46. 용어명칭 발등의 근육 dorsal muscles of foot[도살~풋]

dorsal muscles of foot

47. 용어명칭 짧은발가락폄근 extensor digitorum brevis[익스텐서 디지타럼 브레비스]

extensor digitorum brevis

48. 용어명칭 짧은엄지폄근 extensor hallucis brevis[익스텐서 할루시스 브레비스]

extensor hallucis brevis

49. 용어명칭 안쪽발바닥근육 medial plantar muscles[미디얼 플랜터]

medial plantar muscles

50. 용어명칭 엄지벌림근 abductor hallucis[애브덕터 할루시스]

abductor hallucis

51. 용어명칭 짧은엄지굽힘근 flexor hallucis brevis[플렉서 할루시스 브레비스]

flexor hallucis brevis

52. 용어명칭 엄지모음근 adductor hallucis[어닥터 할루시스]

adductor hallucis

53. 용어명칭 중간발바닥근육 central plantar muscles[샌트럴 플랜터]

central plantar muscles

54. 용어명칭 짧은발가락굽힘근 flexor digitorum brevis[플렉서 디지타럼 브레비스]

flexor digitorum brevis

55. 용어명칭 발바닥네모근 quadratus plantae[쿼드리터스 플랜티]

quadratus plantae, quadratus plantae

[의학·인체해부학용어 직접 연습하기]

** 의학·인체해부학용어를 자유롭게 써 보세요.

의학·인체해부학용어 필기체 쓰기